协和专家+协和妈妈圈 干货分享

备孕

马良坤 主编 | 北京协和医院妇产科主任医师、教授
国家卫计委围产营养项目组专家

中国轻工业出版社

图书在版编目（CIP）数据

协和专家+协和妈妈圈干货分享·备孕／马良坤主编．—北京：中国轻工业出版社，2017.6
ISBN 978-7-5184-0921-1

Ⅰ.①协… Ⅱ.①马… Ⅲ.①优生优育－基本知识 Ⅳ.①R715.3 ②R169.1

中国版本图书馆 CIP 数据核字（2016）第 095760 号

责任编辑：翟　燕

策划编辑：翟　燕　　　　责任终审：唐是雯　　　　责任监印：张京华
整体设计：悦然文化　　　　责任校对：晋　洁　　　　全案制作：悦然文化

出版发行：中国轻工业出版社（北京东长安街6号，邮编：100740）
印　　刷：北京画中画印刷有限公司
经　　销：各地新华书店
版　　次：2017年6月第1版第3次印刷
开　　本：720×1000　1/16　印张：14
字　　数：300千字
书　　号：ISBN 978-7-5184-0921-1　定价：36.80元

邮购电话：010-65241695　传真：65128352
发行电话：010-85119835　85119793　传真：85113293
网　　址：http://www.chlip.com.cn
Email：club@chlip.com.cn
如发现图书残缺请直接与我社邮购联系调换
170487S7C103ZBW

前言

有备而孕是好孕的关键

对于很多女性来说，幸福很简单，有疼爱自己的老公，再加上一个健康可爱的宝宝。但这个看似简单的愿望却成了很多女性的奢望，现在不孕、难孕的患者逐年增多。另一方面，怀孕就像酝酿一场重大考试，如果考前没有准备好，即使偶然"高中"，也会患得患失。因此，作为一名妇产科医生，我提醒那些想要宝宝的夫妻，孕前必须了解一些备孕知识，并且要做好充分准备，将孕育出健康聪明的宝宝由偶然变为必然。正是出于这些原因，我主编了这本书。

本书以孕前6个月、孕前3个月、孕前1个月以及孕前1周为时间线索，详细介绍了孕前进行身体检查的必要性、怎样排除影响孕育的疾病、有利于受孕的生活环境和作息习惯、孕前运动的要点与方法、孕前如何做好身体排毒、孕前营养补充、孕前的心理和物质准备等内容。还特别介绍了一些时下很热门的话题，如高龄女性如何备孕、如何备二孩、"熊猫血"女性如何备孕、"三高"女性如何备孕、不同体质的女性如何备孕等。

内文中随机穿插"马大夫好孕叮咛"、在北京协和医院生产过的四位妈妈的"经验谈"，前者主要以专业医生的角度讲述备孕知识，是我多年临床经验的总结；后者主要以过来人的口吻讲述备孕过程中的心得体会。

小而精、最干货是本书的主要特色，每个知识点的安排确确实实都是备孕夫妻最需要的干货。对于重要的知识点在目录、正文处分别设计了一个红色的提示性标志——"一定要重点看"，提出干货中的干货，从而节省读者们的检索时间。希望本书能为处在迷茫期的备孕夫妻解答疑惑，顺利生个好宝宝。

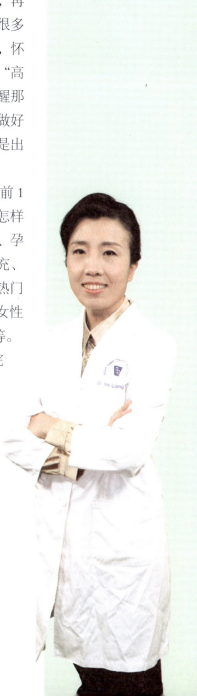

目录 CONTENTS

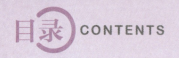

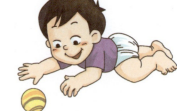

北京协和医院妇产科医生和"协和妈妈"
精彩亮相　　　　　　　　　　　16

绪

**想要预约好宝宝，这些知识你必须
提前知晓**　　　　　　　　　　18
这些担忧都是多余的，生娃会让幸福加倍　18
职场女性来备孕，谁说生宝宝就不能升职　20
高龄女性做好孕前准备，照样可以顺利怀孕　21
备二孩，需提前做好大宝的心理疏导　　23

| 一定要重点看 |
备二孩，你需提前了解这些知识　　25
大宝是顺产，最好1年后再受孕　　　　25

大宝是剖宫产，最好2年后再受孕　　　25
大宝为顺产，二孩大多能顺产　　　　　25
大宝为剖宫产，二孩并非不能顺产　　　25
孕前应进行遗传咨询　　　　　　　　　26
"熊猫血"女性备孕，生娃你该知道什么　28
备孕倒计时，备孕夫妻要制订科学的孕育
计划　　　　　　　　　　　　　　　　32
备孕时间表　　　　　　　　　　　　　34
专题　马大夫问诊室　　　　　　　36

Part 1　肥肥的卵子
是妈妈为宝贝准备的最好礼物

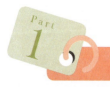

调好内分泌，是孕育宝宝的第一步　38
性激素正常分泌是正常排卵的必要条件之一　38
掌控月经周期的女性基础性激素——雌激素　38
怀孕不可或缺的性激素——孕激素　　38
不孕症，与孕激素分泌有关　　　　　　39
了解一下女性28天生理周期　　　40
月经期　　　　　　　　　　　　　　　41
卵泡期　　　　　　　　　　　　　　　42

黄体前期　　　　　　　　　　　　　　43
黄体后期　　　　　　　　　　　　　　44
"月事"用品是子宫健康的防护线　　　45
卵巢健康才能孕育质优卵子　　　46
受孕的根本就是养护卵巢　　　　　　　46
哪些因素影响卵巢功能　　　　　　　　46
卵巢会早衰吗　　　　　　　　　　　　47
养护卵巢要从日常生活做起　　　　　　47

一定要重点看	
多一份细心，警惕卵巢警报	48
没怀孕乳房有泌乳的现象	48
没有预兆的潮热、多汗是卵巢早衰的警示	48
身体毛发突然增多警惕多囊卵巢综合征	48
莫名腹胀谨防卵巢癌	49
八种黄金食材，让卵巢健康卵子优	50
玉米 延缓卵巢功能衰退	50
荞麦 稳定卵巢功能	50
苹果 保持卵巢功能旺盛	51
猕猴桃 帮助卵巢保持青春	51
海带 减少卵巢疾病发生	52
大蒜 延缓卵巢细胞衰老	52
花生 防治产后出血	53
绿豆 帮助卵巢排毒	53
提高卵子质量，从健康的生活方式入手	54
平时补补铁，卵子更健康	54
豆制品让卵子更健康	55
不吃或少吃止痛药或安眠药	55
远离美容院的卵巢保养	55
不要乱用促排卵药	55
专题 马大夫问诊室	56

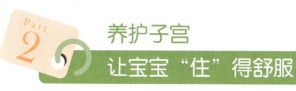

part 2 养护子宫
让宝宝"住"得舒服

孕育是子宫赐给女人的宝贵财富	58
子宫——"种子"生长的暖房	58
子宫内膜——孕育新生命的土壤	59
子宫环境会影响孩子一生的健康	59

一定要重点看	
宝宝不爱住"冷宫"，温暖融化冰凉的寒证	60
"种宝宝"需要阳光雨露	60
"寒则凝"，女人经不起寒凉	60
寒不寒早知道——2招辨别体内寒气	61
热水泡脚是最原始的祛寒法	61
赶走宫寒，给宝宝一个"温暖的家"	62
宫寒女性要常搓脚心	62

调养子宫的六大穴位	63
足三里穴：帮助受孕	63
气海穴：温中回阳	64
天枢穴：保暖补气	64
血海穴：理血活血	65
合谷穴：舒缓痛经	66
关元穴：补充元气	66

吃出健康温暖好子宫的六道好料理	67
海参 缓解宫寒	67
红糖 活络气血	67
生姜 缓解经期腹痛	68
莲子 通畅气血	68
红枣 多方面养护子宫健康	69
乌鸡 祛寒、缓解痛经	69
动起来，轻松养护子宫	**70**
改善月经不调的运动	70
预防和缓解痛经的运动	71
祛除寒证的运动	71
专题 马大夫问诊室	72

Part 3 壮壮的精子
是爸爸送给宝贝的见面礼

健康的精子是好孕的关键	**74**
精子产生的条件很苛刻	74
世界卫生组织规定的精液正常标准	74
异常精子的分类	75
精子异常会引起男人"流产"	75
少精、弱精极易被忽视	75
拼颜值，精子长相好更易受孕	76
从男人外表和日常生活看精子质量	76
精子很脆弱，备育男性要精心呵护	**78**
温度过高、过低都会影响精子活力	78
高频振动使精子不易成熟	78
电磁辐射易使精子畸形	78

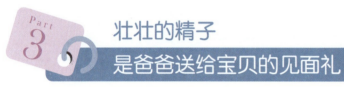

一定要重点看

孕前，这些杀精的食物不要碰	79
多食动物内脏会导致不育	79
多食肉制品和脂肪含量高的乳制品会影响精子的质量和数量	79
过多食用芥菜可影响性激素分泌	79
烧烤油炸食物会影响精子的生成	79

吃些壮精的食物吧	**80**
番茄红素可增加精子数量、提高精子活力	80
可以提高精液质量的天然维生素E	81
某些激素类药品可用于治疗少精	81
蜂蜜有助于精液的形成	82
"伟哥"不可靠，要靠营养素	82
有助于壮精的食谱	**83**
枸杞猪腰粥	83
韭菜炒鸡蛋	83
鹌鹑杏仁粥	84
枸杞羊肾粥	84
核桃仁炒韭菜	85
孜然羊肉	85
专题 马大夫问诊室	86

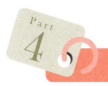

Part 4 备孕女性要调养好病症 为好孕扫清障碍

孕前必须做一次全面体检	88
忽略孕前检查是造娃最大的风险	88
孕前检查不能用婚前检查代替	88
备孕女性孕前常规检查	89
备孕女性孕前特殊项目检查	90
备育男性检查项目	91
孕前检查别忘了口腔	91
高龄女性特别需要做哪些孕前检查	92
备二孩需要做哪些孕前检查及监控	93

一定要重点看
特别重要的优生五项（TORCH）检查 94

早点远离月经不调	95
月经不调常见症状	95
什么情况下必须治疗	95
月经不规律，不仅仅是妇科的事	96
肥胖和月经不调相互影响	97
饮食调养月经不调	98
艾灸调治月经不调	98

和痛经说 Bye Bye	99
了解痛经的类型才能对症治疗	99
有些原发性痛经由不良生活习惯导致	100
原发性痛经中医调理效果好	101
痛经到什么程度该去医院	102

"大姨妈"异常，痛经女性好孕攻略	103
了解一下"大姨妈"的痛感等级	103
搞定"大姨妈"，轻松求好孕	104

调理好乳房小病痛，为母乳喂养做准备	105
健康的乳房是母乳喂养的前提	105
孕前应改善乳头凹陷	105
孕前乳房自检方法	106
日常生活保健	106

"三高"患者备孕需注意什么	107
高血压控制好就能好孕	107
糖尿病患者这样备孕	108
高脂血症女性也能生下健康宝宝	108

如果贫血，一定要调养好再怀孕	109
判断贫血的标准	109
贫血的症状	109
孕期贫血隐患多	109
缺铁性贫血药补放在第一位	109
不贫血时可以用食补	110
四物汤治疗贫血	110

流产后再当妈也不难	111
大部分孕早期流产要顺其自然	111
频繁流产必须查明原因再备孕	111
早产1年后再考虑怀孕	112
再怀孕的时间不是越长越好	112

面对习惯性流产要有信心	112	注意调养，增强抵抗力	116
坐个"小月子"，为再孕做好身体准备	113	亚健康状态怀孕较困难	117
流产后要疏通乳腺经络	113	舒缓紧绷的精神，减小受孕难度	117
流产后多久可以同房	114	问卷调查：你是否处于亚健康状态	117
保持好心情，有利于再孕	114	过敏体质女性备孕需知道的事	118
有过宫外孕史，这样备孕	115	过敏体质对受孕有哪些影响	118
宫外孕常见症状	115	避免接触过敏原	118
这些原因可引起宫外孕	115	孕前3个月别吃抗过敏药	118
宫外孕的治疗	115	孕前接种好疫苗，可预防孕期感染疾病	119
术后半年内避孕并常复查	116	**专题 马大夫问诊室**	120

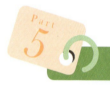

Part 5 备育男性
必须知道的优生知识

为好孕修炼不光是女人的事儿	122	**备育男性要纠正影响优生的生活习惯**	126
必须减掉肥肥的肉	122	备育男性不要使用电热毯	126
孕前3个月戒烟酒	122	备育男性的手机别放裤兜里了	126
孕前3个月开始停止服用某些药物	122	备育男性经常趴着睡不利于生育	127
备育男性的心理准备必不可少	123	备育男性长时间侧睡可能使精索打结	127
怀孕会影响正常的性生活	123	**备育男性及时调理好影响造娃的这些**	
开始承担起家务活	123	**病症吧**	128
家庭的责任更重	123	睾丸受伤的处理方法	128
一定要重点看		睾丸炎症，损害男性生育能力	128
禁欲时间太短或太长都可能影响精子的质量	124	输精管梗阻让"生命的种子"无法输送	129
禁欲太久会影响后代的质量	124	生殖道感染易使精子活力降低	129
禁欲多长时间再同房有助于优生	124	男性性功能障碍能使妻子怀孕吗	129
孕前3个月调整性生活频率	124	**备育男性警惕影响生育能力的因素**	130
备育男性尽量远离影响优生的职业	125	发胶	130
停止高强度的工作	125	防腐剂、美容美发用品	130
备育男性不宜接触的行业	125	装修材料	130

过多使用香水和香皂 130	运动要适度,打造"优育"好男人 134
性生活混乱 130	剧烈运动会影响精子的产生 134
吸毒 130	剧烈运动后精子复原需要时间 134
备育男性的饮食调养方案 131	备育男性暂时告别长时间骑车运动 134
备育男性的营养和优生 131	做一做提高性功能的运动 134
备育男性一定要吃的壮阳食物 131	散步是备育男性的优选运动方式 135
孕前,这些影响男性性功能的食物要远离 133	备育男性这样运动最适宜 135
备育男性的饮食禁忌 133	**专题** 马大夫问诊室 136

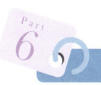

Part 6 孕前6个月
建立适合怀孕的生活方式

创造一个易于受孕的环境 138	要注意清洁,但不要过分 145
准备怀孕的女性要远离的工作 138	上班族要注意,熬夜也能熬出不孕不育症 145
白领女性备孕须知 138	**科学避孕,你需知道的误区** 146
备孕和怀孕过程中要警惕药物危害 139	误区1 靠体外射精、安全期进行避孕 146
不要急于怀孕的情况 140	误区2 事前不预防,事后忙吃紧急
患有这些疾病的女性应做好孕前咨询和疾病评估 140	避孕药 147
长期服用药物的人不要急于怀孕 140	误区3 短效避孕药会致癌,所以不能吃 147
放松心情来备孕,好孕水到渠成 141	**如果备孕女性的体重超标,做做瘦身**
紧张、焦虑、心理压力大也会引起不孕 141	**操吧** 148
压力过大会导致假性怀孕 141	仰卧起坐 148
心理压力过大时赶快叫停 142	抬腿运动 149
别把怀孕当成唯一"正事儿" 142	盘腿运动 149
一定要重点看	**专题** 马大夫问诊室 150
从现在开始纠正不良的生活方式 144	
"好习惯"也可能对怀孕不利 144	
经期性生活,让造人大计受重创 144	
女人贪凉,伤害你的孕能力 144	

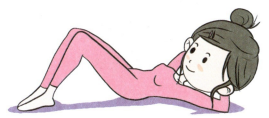

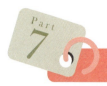

Part 7 孕前3个月
储备好营养，及时排毒素

有备而孕，先做优质排毒计划 152
- 备孕女性，别让毒素阻碍你的"好孕气" 152
- 排出损害宝宝健康的血铅 152
- 睡眠排毒是孕前最好的"滋补品" 153
- 睡眠排毒时刻表 153
- 午睡也不能放松 153

为怀孕做好营养储备 154
- 孕前3个月的饮食原则 154
- 孕前3个月宜吃的食物 155
- 减少咖啡饮用量 155

3种不同类型的备孕女性应该怎么吃 157
- 普通女性孕前怎么吃 157
- 消化不良的女性孕前怎么吃 157
- 过敏体质的女性孕前怎么吃 157

肥胖的女性需要恢复正常体重，才更有利于怀孕 158
- 看看自己是否超重 158
- 有助于减肥的饮食习惯 158
- 肥胖备孕女性必知的减肥食物清单 158

减肥菜谱推荐 159
- 猕猴桃绿茶汁 159
- 酸爽魔芋 159

素食备孕女性怎么吃 160
- 素食者备孕需要额外补充的营养素 160
- 二二一比例进餐法 161
- 素食备孕女性要吃一些坚果 161

最佳受孕环境微量元素来帮忙 162
- 补碘预防"呆小病" 162
- 补锌预防先天畸形 162
- 补铜促进胎儿正常发育 162
- 补锰促进胎宝宝智力发育 162

一定要重点看
提前3个月补充叶酸 163
- 叶酸能有效预防胎儿神经管畸形 163
- 孕前怎样补充叶酸 163
- 常见食材中叶酸含量表 164
- 需要重点补充叶酸的人群 164

吃些天然的助性食物吧 165
- 豆浆可双向调节雌激素 165
- 备孕时饮用酸奶益处多 165

将可能影响怀孕的障碍一一清除吧 166
- 女性要重视月经推迟现象 166
- 要通过检查排除无排卵月经 166
- 孕前要警惕颞关节异常 167

专题 马大夫问诊室 168

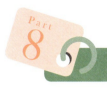

孕前1个月
为怀孕做足准备

在温馨的环境下受孕	170	基础体温测量法找排卵日	174
问卷调查：你的生活方式是否健康	170	日程表法找排卵日	176
打造舒适的、利于优生的家居环境	171	宫颈黏液法找排卵日	177
防止下列电器的电磁辐射	172	通过B超监测找排卵日	180
孕前1个月饮食方案	173	通过排卵试纸找排卵日	180
多吃些能提高生育能力的食物吧	173	通过排卵期出血和排卵痛找排卵日	181
找准排卵日，让好孕如期而来	174	**专题** 马大夫问诊室	182

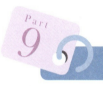

孕前1周
进入冲刺期，"幸孕"随时来敲门

孕前一周为受孕准备好环境	184	**确认怀娃的4种方法**	188
尽量安排在家中受孕	184	验尿——准确率99%	188
避开黑色受孕时间	184	基础体温——需要一直坚持测	188
排卵期前减少性生活的次数	185	验血——准确率100%（不用空腹）	188
		B超——一般很少做	188
一定要重点看			
学点助孕法，让好孕事半功倍	186	**用验孕试纸来检测自己是否怀孕**	189
选择最好的体位，让精子更顺利地进入子宫	186	尿液检测原理	189
一次完美的性爱能提高命中率	186	同房后多久能用试纸测出是否怀孕	189
宝宝给妈妈带来了甜蜜信号	187	验孕试纸的使用方法	189
困乏劳累	187	验孕试纸为什么会呈现弱阳	190
白带增多	187	**现在就为怀孕采购必需品吧**	191
呕吐	187	怀孕，你的钱准备够了吗	191
基础体温上升	187	提早准备合适的内衣裤	191
停经	187	提早准备合适的鞋子	192

提早准备点胎教用具	193	根据B超检测推算预产期	199
准备床上用品	193	预产期日历——一眼看出预产期	200

呵护来之不易的"小胚芽" 194

孕50~60天是"事故"高发时段	194		
孕早期出现腹痛、阴道出血等流产征兆时测HCG值	194		

吃什么吐什么？莫惊慌 202

大多数准妈妈都会孕吐	202
孕吐是胎宝宝发来的警报	202
出现孕吐这样调养	202
巧妙缓解孕吐	202

不可过量服用叶酸	194		
存在叶酸代谢基因障碍的准妈妈要额外补充叶酸	194		

遭遇意外怀孕，要还是不要 203

做完X射线检查后发现怀孕怎么办	203
最好让胎宝宝自己做选择	203

孕妇能不能接种疫苗	195		
孕早期用药对胎宝宝的影响	195		
预防感冒并谨慎用药	196		
阴道出血是先兆流产的最直接症状	198		
阴道出血伴腹部痉挛或腹痛可能是宫外孕	198		
医生怎么诊疗孕早期阴道出血	198		

一定要重点看

孕期注意事项连连看 204

孕早期避免性生活	204
适当做家务和运动	204
保证充足的睡眠	204
远离病原，控制外出	205
谨慎用药	205
避开异味	205

算一算什么时候"卸货" 199

按末次月经推算	199
按引起妊娠的性生活日期推算	199
按初觉胎动的日期推算	199

专题 马大夫问诊室 206

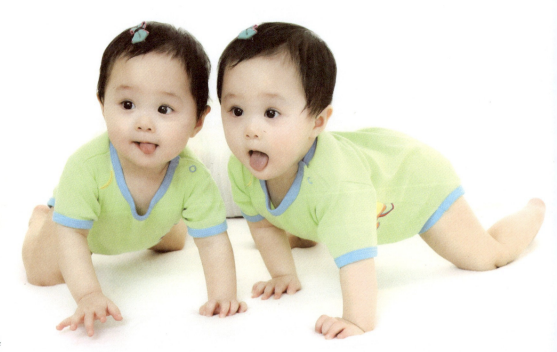

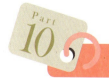

Part 10 努力很久好孕还未到 人工受孕也是一种不错的选择

一定要重点看

什么情况下算不孕不育	208
什么是不孕不育	208
不孕和不育的区别	208
不孕症的诊断年限	208
激素紊乱会阻碍怀孕	209
性激素协同作用促成排卵	209
利用激素调理身体要顺势而为	209
滴虫阴道炎也会引起不孕	210
滴虫阴道炎症状	210
治疗期间每次月经后复查	210
临床上常用甲硝唑来治疗	210
输卵管通了吗	211
如何判断输卵管是否通畅	211
输卵管不畅的治疗手段	212
需要警惕的女性不孕的 5 种症状	213
按压指甲过后几分钟仍然很白	213
私密处毛发疯长	213
嘴唇容易干裂	213
手指莫名肿胀	213
嘴角出现白色皮屑	213
备育男性也要积极配合哦	214
导致男性不育的原因	214
如何检查出男性不育的原因	216
什么情况下可以选择人工受孕	217
你需要为辅助治疗做哪些准备	217
这些问题需要提前向医生咨询	217
正确认识促排卵	218
什么样的人适合诱导排卵	218
对促排卵药的认识误区	218
各种促排卵药的作用	218
促排卵药的选择因人而异	219
雌激素与氯米芬双管齐下效果更佳	219
试管婴儿技术等同于体外受精	220
哪些人适合做试管婴儿	220
体外受精的优缺点	220
25~35 岁女性"试管婴儿"成功率高	220
显微受精	221
实施显微受精技术的对象	221
实施显微受精技术的成功率	221
实施显微受精技术的危险性	221
专题 马大夫问诊室	222

北京协和医院妇产科医生和"协和妈妈"精彩亮相

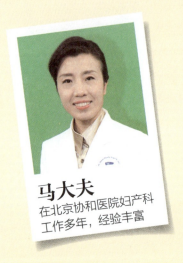

马大夫
在北京协和医院妇产科工作多年,经验丰富

身份

北京协和医院妇产科主任医师、教授,国家卫计委围产营养项目组专家,中国优生科学协会理事,中国女性健康公益联盟专家委员会专家,北京健康科普专家

参与本书理由

"我在北京协和医院从事孕产工作多年,经常会遇到一些患者咨询备孕的事儿,但由于看诊时间有限,我只能挑一些重点来说。为了解决更多备孕女性的困扰,我参与到本书的编写中,讲述备孕过程中的小细节,希望能帮各位备孕女性成功怀上健康宝宝。"

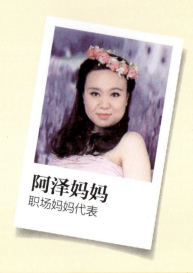

阿泽妈妈
职场妈妈代表

身份

金融从业者,职场妈妈

参与本书理由

"阿泽已经满周岁了,每天的进步都会带给我们全家惊喜,看着他甜甜地冲着你笑,心都要被融化了。现在想来,虽然从备孕到分娩很辛苦,但整个过程是甜蜜又难忘的。"

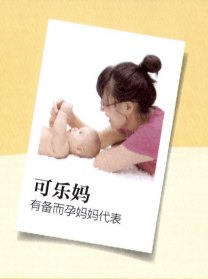

可乐妈
有备而孕妈妈代表

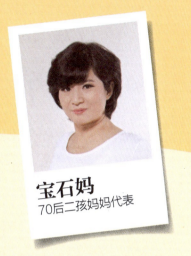

宝石妈
70后二孩妈妈代表

身份

事业单位行政部门员工，新婚后有备而孕

参与本书理由

"转眼间宝宝一岁多了，作为在哺乳战线上摸爬滚打的妈妈，在备孕、产检、生产、坐月子期间，你即将遇到的问题可能是我已经解决的问题。为了让更多的妈妈有备而孕，我参与了本书的编写工作，我会将自己备孕的经验分享给大家。"

身份

公共营养师，高龄二孩妈妈

参与本书理由

"大宝已经大了，做好了她的工作，就开始准备要二孩。为了可爱的二孩，我便欣然加入备孕大军中，乐此不疲地度过了怀孕40周，顺利娩出二孩。期间有苦有乐，但始终满怀感激。我用自己的经历给大家鼓劲儿，在整个备孕过程中遇到的问题也会全盘跟大家分享解决之道，希望大家都能顺顺利利怀上二孩。"

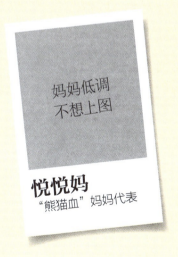

悦悦妈
"熊猫血"妈妈代表

身份

"熊猫血"妈妈

参与本书理由

"我是悦悦妈，育有2岁小帅哥。我是罕见的Rh阴性O型血，在备孕时发现是这个血型后就开始了解这方面的知识，这个血型在孕产方面会麻烦些。我会跟大家分享在北京协和医院备孕过程中的经历，让广大孕妈知道，'熊猫血'妈妈也能顺利生下健康宝宝！"

绪 想要预约好宝宝，这些知识你必须提前知晓

这些担忧都是多余的，生娃会让幸福加倍

怀孕的女人更有魅力

许多女性担心怀孕后会变丑变胖，事实上怀了孕气色更好的准妈妈比比皆是。只要饮食控制得当，进行适当锻炼，体重根本不会暴增很多，因为肚子里有个能吃的小胎儿在分摊营养。

至于衣着，只要花点心思，就会淘到不少好看又不勒胎儿的美装，打扮得既时尚又大方地去上班、逛街、与老公浪漫约会。

一个人的美与丑有时候并不在于一时的胖瘦，更在于整体的精神面貌。怀孕的女人具有一种特别的美，美在那份自信，美在那份孕育下一代的母性光辉。放松心情，大大方方地接受自己，一定会收获意想不到的赞美和回头率。

很多在备孕路上徘徊的姑娘担心自己产后身材走样儿，于是一直按捺着那颗欲成为一枚辣妈的心。其实凡事不是绝对的，只要注意饮食与运动，"卸货"后仍然会变回魔鬼身材，并且还会增添一份母性的魅力。

> **悦悦妈经验谈**
>
> **孕前产后身材变形记**
>
> 我怀孕前是标准的"骨干"身材，衣服穿在身上很少会不合身。令人大跌眼镜的是，怀孕时我从45千克一跃成为80千克，活脱脱一相扑女选手，并且还"沦落"到去加肥加大服装店找衣服穿，屡次被产检医生批评体重超标。很多朋友都替我惋惜，好好的身材就这么被一个娃给糟践了，纷纷表示生娃对一个女人身材的摧毁力实在太大了。产后6个月，我又令人大跌了一次眼镜，俨然又是一枚体态轻盈、腰细胸大的窈窕少妇。朋友问我瘦身秘诀，答："多喂奶，多带孩子。"女人天生就是变形金刚，身材能伸能缩、能胖能瘦。不过如果再怀二孩，就一定要记住前车之鉴，孕期要控制好体重。

孩子是加深夫妻感情的桥梁

孩子是爱情的结晶，宝宝的到来会给夫妻平静的生活注入新鲜的血液，让新爸爸新妈妈感受到初为人父人母的喜悦。然而，随之而来的还有很多未曾料想到的家庭琐事，常常会引发夫妻之间的"战争"。但这并不代表夫妻之间不相爱了，只要彼此多沟通、多理解，这些事反而会成为增进夫妻感情的润滑剂。如果丈夫懂得体谅妻子及陪伴孩子的重要性，孩子将会是加深夫妻感情的桥梁。

可乐妈经验谈

知识事先储备好，生娃不慌乱

在把生娃提上日程后，我和老公便买了一些孕产方面的书，了解了怀孕过程中可能出现的变化或不适，如怀孕早期的反应、孕中期的胎动、孕晚期的妊娠水肿、腰腿痛等。这样，怀孕后出现这些生理现象后，我们泰然处之，正确对待，避免了不必要的紧张和恐慌。

放松心态，共同迎接宝宝

怀孕是每个女人成为母亲必须经历的过程，孕期既有辛苦又有幸福。因此，不要把生娃想得那么可怕，不必为此背上思想包袱。在备孕过程中，要尽量放松自己的心态，及时调整和转移不良情绪。

备孕，就要从战术上重视它，从战略上藐视它，相信自己一定可以拥有一个健康、聪明的宝宝。

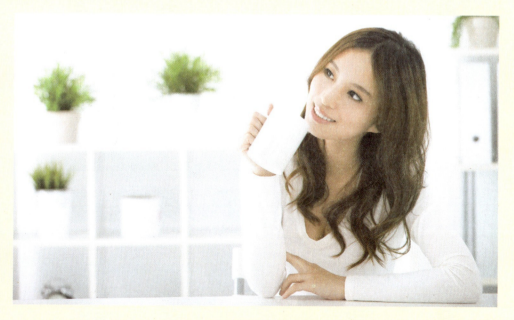

职场女性来备孕，谁说生宝宝就不能升职

不要把工作当作不生娃的借口

"刚进公司，还没站稳脚跟，等升了职再考虑要宝宝。""工作太忙，手头上还有个大项目呢。""等过足了二人世界的瘾再要宝宝。""手头不太宽裕，等有了一定经济基础后再要宝宝。"……

你也许有一大堆不要宝宝的理由，但只要有一条必须要宝宝的理由，就足以打败其他所有的理由。

女性生育具有一定的黄金年龄段，一旦过了35岁就错过怀孕的黄金时段了，受孕概率会明显降低，35岁女性的受孕概率只有25岁年轻姑娘的一半。到了40岁，即使月经正常，能排卵，能进行正常的性生活，两人身体都很好，受孕的机会也会很小。因此，如果你想在自己的有生之年当妈妈，最好在35岁前搞定。

趁着还能生，赶紧生，不要等到想生却不能生了而抱憾终身。

生娃与升职可以兼顾

要宝宝，还是要工作？这是很多职场女性面临的两难选择。其实这二者之间并不存在必然矛盾。因为即使在怀孕期间，你也可以继续工作，只要注意将工作强度调整到恰当的程度，工作时间不要太长就好。如果你的工作需要经常出差，就要三思而行了，因为孕中期之后，膨大的腹部会给你带来不便和麻烦。

好妈妈也可以是好员工

研究表明，孕育过孩子的女性遇事更冷静，更有耐心，考虑问题更周全，更有全局观，与人沟通时也更有亲和力。这些都是在孕育过程中磨炼出来的性格和思维方式，这些改变将有助于女性的事业发展。

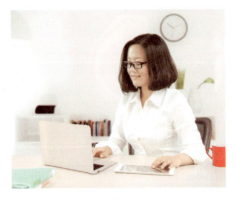

一般来说，休产假时就要安排好宝宝由谁照料，并逐渐培养宝宝的适应能力。休完产假后，要充分利用工作时间，提高工作效率，减少因拖拉造成的加班，以便多出时间陪宝宝。相信自己，一定会是一个在宝宝和工作之间应对自如的妈妈。

高龄女性做好孕前准备，照样可以顺利怀孕

高龄女性的纠结：年纪大了生孩子安全吗

女性年龄超过 35 周岁就算高龄女性了。高龄女性会因为"高龄"而担心自己是否能顺利度过孕期。的确，随着女性年龄的增长，高龄女性比年轻女性更容易出现妊娠并发症，因此更应该认真做好孕前检查。

高龄女性一定要如实告诉医生的事儿

1. 告诉医生自己实际的周岁年龄，因为 35 周岁以上的孕妇发生染色体异常出现畸形儿的概率相对较高。

2. 告诉医生是否因生病服用过某种药物，并询问所服药物对胎儿是否有害。

3. 告诉医生自己或丈夫是否有糖尿病、高血压、甲状腺疾病等问题。

4. 告诉医生自己或丈夫的家人是否有遗传病史。

5. 告诉医生自己从前是否生育过畸形儿。

> **阿泽妈妈经验谈**
>
> **决定要宝宝就不要再拖延**
>
> 一旦打算要孩子，最好尽早受孕。专家提醒，在做出要孩子的决定后就不要再拖延下去了，否则身体的组织不断地在老化，卵子的活力也越来越低，直接影响胚胎的质量。特别是高龄女性，卵巢功能与卵子活力下降，想要成功受孕，年纪越长困难也会越多。

自然受孕 1 年内怀上仍属正常

从生理角度讲，女性最佳的生育年龄在 23～28 岁，超过 35 岁受孕率会有所降低。

研究表明，正常夫妇一个月内受孕成功率为 20%～50%；三个月内受孕成功率为 57%；半年内成功率为 72%；一年内成功率为 90%。换句话说，有 90% 的夫妻在一年内基本能自然受孕成功。

高龄女性也不用过于担心，正确理解受孕能力与年龄的关系，夫妻双方积极地做好备孕，放松心态，就会有好结果的。

培养好的生活习惯，延缓卵子老化

卵子是孕育宝宝的"种子"，随着女性年龄的增长，它也有自己的青春期、成熟期和衰老期。女宝宝出生时卵巢中有将近 200 万个卵细胞，但是最后只有 400～500 个作为成熟的卵子在生育期的排卵过程中被排出，而且每次只排一个卵子。可以说，卵子的年龄与女性的年龄一样大，20 岁的女性排出的是"20 岁的卵子"，40 岁的女性排出的是"40 岁的卵子"。

虽然年龄可以在一定程度上反映出卵子的状态，但并不是说高龄女性就一定是"老卵子"难怀孕。均衡营养、养成良好的运动习惯、保持正常体重，即使到了"高龄"也可以拥有一个"年轻的卵子"。

马大夫好孕叮咛

加速卵子衰老的坏习惯

1. 长期大量饮用咖啡。
2. 吃减肥药、节食减肥。
3. 久坐不动。
4. 长期吸烟酗酒。
5. 长期精神压抑。
6. 有糖尿病、高血压、甲状腺疾病、自身免疫疾病等问题。

保持卵子青春活力的好习惯

1. 多吃大豆及豆制品，如豆浆。大豆中富含大豆异黄酮，能够养护卵巢。
2. 多吃富含优质蛋白质和维生素的食物，有助于调节体内雌激素水平。
3. 养成每天锻炼 30 分钟的习惯，如慢跑、散步、瑜伽等。
4. 保证充足睡眠，不熬夜。
5. 学会放松心情，释放压力。

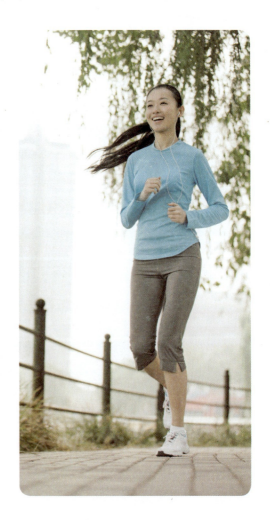

备二孩，需提前做好大宝的心理疏导

大宝高兴赞同，是不是大人就可以放心了

有的父母在考虑生二孩前会试探性地问大宝的意见，对于这个即将到来的弟弟或妹妹，很多大宝往往也会表现出高兴或赞同。于是父母便卸下了心理负担。

但很多孩子的妒忌心都是很强的，尤其是对于自己重要的人或物，非常害怕被别人占去。因此，当父母因为二孩的诞生而无意间忽略了大宝时，大宝就会产生爸爸妈妈被弟弟或妹妹抢走的心理，进而激动和气愤。其实这种激动和气愤更多的是委屈和害怕。所以，即使大宝表现出高兴或赞同，父母也不可掉以轻心。二孩到来后要一碗水端平，时刻顾及大宝的感受。

大宝无所谓，是真的无所谓吗

很多大宝对父母再要一个孩子的问题表现出无所谓。是真的无所谓吗？其实是大宝没有认真考虑过弟弟或妹妹出现后对自己的影响。父母必须考虑清楚，当二孩来临后可能与大宝发生什么矛盾，以大宝的性格会产生怎样的心理，这种心理可能会导致哪些问题，这些问题应该怎样解决。以免当问题出现时大宝接受不了，父母又没有准备，造成各种各样的问题。

如果大宝已经足够大了，还要提前做好与大宝的沟通，让他充分意识到弟弟或妹妹到来后会给他带来的影响，让他在影响出现前有心理准备。

如果大宝坚决反对，不要马上要二孩

当准备要二孩时，如果大宝反应激烈，坚决反对，父母就要慎重考虑，千万不要不理会大宝的想法，那是对孩子的不负责，极有可能酿成悲剧。

心理医生表示，随着二孩政策的放开，有心理障碍的孩子不断增多，其中七八岁的小孩是高发人群。身为父母，一定要先与大宝沟通好，再要二孩。如果大宝的思想工作没有做通，不建议马上要二孩。否则，等二孩来临后，父母在照顾二孩的过程中，必然使大宝原本的问题更加严重。

> **马大夫好孕叮咛**
>
> **对大宝不要瞒而要沟通**
>
> 无论孩子给出的最终意见如何，家长在劝说的整个过程中都要谨记一条：不要瞒着孩子，不可粗暴地对待孩子的意见，要协商、要沟通。不要因为孩子不好安抚而选择隐瞒，那样结果会更糟。

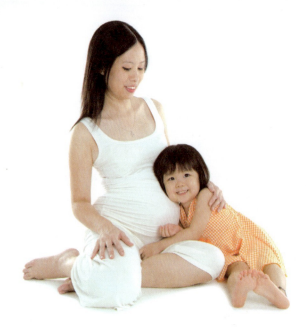

让大宝参与整个孕期过程

当妈妈怀上二孩后，要经常与大宝谈论肚子中的小宝宝，在潜移默化中让大宝喜欢上即将出生的弟弟或妹妹。试着和大宝说："弟弟妹妹就住在妈妈的肚子里，他还特别小，需要我们的关爱。"可以通过让大宝照顾布娃娃、抚摸妈妈肚子、与小宝宝对话、陪妈妈一起置办小宝宝的生活用品等方式，让大宝与父母一起迎接弟弟妹妹的到来。

在二孩出生后，确保大宝在家中的地位

在二孩出生后，父母千万不要以照顾二孩为由忽略了大宝的存在和感受。尽管有其他家庭成员的照顾，但妈妈在大宝心中的地位是任何人都无法替代的。所以，作为妈妈，无论有多辛苦都要尽量多和大宝亲密。妈妈的一个吻、一个拥抱要比任何人都管用，也会让大宝更容易感知妈妈的爱，让大宝觉得他在妈妈心中的地位是独一无二的，无可替代的。

让大宝参与到照顾二宝的过程中

大宝要适应家里多了个弟弟或妹妹的变化需要时间。父母应理解大宝的内心感受，不要强迫大宝立刻接受二宝。

孩子的参与意识非常强，要想让大宝尽快接受二宝，最好的办法就是让大宝参与到照顾二宝的过程中。可以尝试让大宝抱抱刚出生的二宝，面对柔弱的小宝宝，会激起大宝的保护欲。可以让大宝帮助妈妈做些力所能及的事，如递二宝用的尿布、小毛巾、护肤霜等。但千万不要逼迫大宝做不愿意做的事。这样，大宝会慢慢喜欢上二宝。

宝石妈 经验谈

让大宝知道多个弟弟或妹妹就是多一个人爱他

我准备要二孩时，大宝已经 14 岁了，我是这么和大宝沟通的：再添一个弟弟或妹妹，爸爸妈妈不会减少对你的爱，你所喜欢的、在乎的东西，爸爸妈妈仍然会给你；而且你还会得到弟弟或妹妹的手足情、手足爱。爸爸妈妈不能陪伴你一辈子，会先你而去，而兄弟姐妹可以陪你一辈子，遇到什么事儿可以商量。所以多个弟弟或妹妹就是多一个人的爱。而且以后弟弟或妹妹有不懂的问题，你就可以当小老师了。大宝听了很高兴，二孩出生后一直没有矛盾发生。

备二孩，你需提前了解这些知识

大宝是顺产，最好1年后再受孕

想要生二孩，一定要算好两次分娩的间隔时间。这是为了让身体状况能够得到更好的恢复，保证身体完全调整好，这样才能更好地保证二孩的健康。这也是为了夫妻双方能够很好地适应同时养育两个小宝宝的生活。

如果大宝是顺产，产后恢复期相对较短，一般只需经过1年，女性的生理功能就可基本恢复。全身情况正常，就可以考虑怀二孩了。

大宝是剖宫产，最好2年后再受孕

如果大宝是剖宫产，只要在剖宫产过程中没有伤及卵巢、输卵管等组织，医生一般都会建议避孕2年以上，尤其是对于二孩想尝试顺产的妈妈，当子宫切口恢复得差不多了，再怀二孩。

剖宫产后，子宫切口在短期内愈合不"牢固"，如果过早怀孕，随着胎儿的发育，子宫不断增大，子宫瘢痕处拉力增大，子宫壁变薄，有裂开的潜在危险，容易造成大出血。另外，剖宫产术后的子宫瘢痕处的子宫内膜局部常有缺损，受精卵在此着床不能进行充分的蜕膜化，极易发生胎盘植入情况。

大宝为顺产，二孩大多能顺产

大宝是顺产，二孩更容易顺产。只要检查结果一切正常，胎位比较正，是可以顺产的。顺产对胎儿比较好，孕妇身体恢复得也比较快。

大宝为剖宫产，二孩并非不能顺产

如果大宝剖宫产的原因是因胎位不正，胎儿宫内窘迫，一般情况下生二孩是可以顺产的，顺产的成功率可达80%~90%。如果大宝选择剖宫产是因为骨盆太小，产程迟滞，建议二孩最好还是选剖宫产比较好，这是为了避免引起子宫破裂。具体情况，要听从医生的建议。

孕前应进行遗传咨询

孕前为什么要进行遗传咨询

虽然现在畸形儿率比较低，但每对夫妻都有生畸形儿的可能。备孕女性应事先做好遗传学咨询，了解生畸形儿的可能性有多大。如果女方年龄超过 35 岁，夫妻一方有遗传病，女方有 2 次或 2 次以上自然流产史或致畸药物接触史，进行遗传学咨询则尤为重要。通过遗传学咨询，可以了解夫妻一方有遗传病或先天畸形，后代的发病概率有多大；了解如果已经生育过一个遗传病患儿，下一胎的患病概率有多大；还可对先天性智力低下的夫妻所生育的后代进行智力发育预测。

遗传咨询应在什么时候做

婚前咨询

进行遗传咨询，宜早不宜迟。知道自己的家族中有遗传病史，应在婚前检查中如实告诉医生，以便通过对双方染色体的检查来判断婚后是否会生畸形儿。

孕前咨询

夫妻双方中一方有遗传病家族史或已生过一个先天性畸形儿的，应在准备怀孕前去咨询。有的遗传病与环境、季节有关系，医生会对何时怀孕较有利提出具体意见；有些遗传病要在孕前做必要的治疗，可能服用一些药物会对胎儿发育不利。

孕早期及时咨询

怀孕后应在 1~2 个月时去咨询，最晚不要超过 3 个月。孕早期咨询，医生可以通过询问病史，做必要的检查来判断胎儿是否正常。如果正常，仍需要继续观察胎儿发育情况；如果异常，早期引产对准妈妈身体的影响会小些。

马大夫好孕叮咛

遗传性疾病具有家族聚集性、先天性、终身性

家族聚集性，即家族中有多个成员患病，或一对夫妻反复生育患同样病症的子女。先天性，即遗传病患者大多在母体内即已患病，因此，很多遗传病患者在出生前或出生时就有明显的症状或畸形。终身性有两层意思，一是对大多数遗传病目前还缺乏有效的临床治疗措施，一旦病情发生，很难彻底纠正或根治；二是无法改变患者的致病基因，尽管通过饮食控制、内外科技术及基因技术治疗，在某种程度上可以改善甚至完全纠正临床症状，但是其致病基因仍会保持终身，并可传给下一代。

一定要进行遗传咨询的夫妻

夫妻类型	原因分析
35岁以上的高龄产妇	年龄越大,卵子越老化,发生染色体错位的概率就越高,生育出染色体异常患儿的可能性也就会相应增加
夫妻一方为平衡易位染色体携带者	如果通过染色体检查,查出夫妻一方是平衡易位染色体携带者时,可以考虑在妊娠后进行产前遗传学诊断,防止患病儿出生
有习惯性流产史的女性	有习惯性流产史的女性体内染色体异常的概率比一般人高出几倍,如果女性有连续流产史,胎儿就会从亲代那里继承缺陷基因,患遗传病的可能性大大增加
已生育过先天愚型和常染色体隐性遗传病患儿的女性	已生育过先天愚型患儿的女性,其下一胎患先天愚型的概率增加。已经生育过一个常染色体隐性遗传病患儿如白化病、先天性聋哑、侏儒症等的女性,下一胎患病的概率为25%
女性为连锁疾病(如血友病)患者	生出的男宝宝全部是该病的患者,女宝宝则是该病基因的携带者
夫妻一方经常接触放射线或化学药剂	放射线和化学药剂对优生的影响较大,从事这一行业的夫妻应向专家具体咨询

哪些人生孩子要选择性别

为了保护人口质量,阻断某些对人口素质影响较大的遗传病,控制性别是一项有效的措施。因为有些遗传病与性别有很大关系,称为伴性遗传病。目前的医疗手段尚无法对遗传病进行治疗。通过预见胎儿性别进行控制,可以避免抚养有缺陷后代的风险,消除家庭和社会的经济、精神负担,提高国民素质。但却不可以滥用此法,以免造成性别失衡。下面以血友病为例说明伴性遗传病的性别选择。

 马大夫好孕叮咛

什么是伴性遗传病

伴性遗传病就是伴随性染色体异常的遗传病,是与性别有关的遗传性疾病。目前人类共有190多种伴性遗传隐性疾病,如白化病、色盲、肾源性尿崩症等;有10多种伴性遗传显性疾病,如佝偻病、遗传性慢性肾炎等。

伴性遗传病的遗传是有科学规律的,隐性遗传多数是母传子,显性遗传全为父传女。

备育男性基因异常

为了避免患儿出生给家庭带来不幸，患有伴性遗传病的男性婚后想要生育，应进行遗传咨询，在医生指导下慎重选择胎儿的性别，以避免新的遗传病患儿出生。

血友病是伴性遗传隐性疾病，如果患病男性与正常女性结婚，则所生男孩正常，所生女孩为致病基因携带者，这样的夫妻应生男孩。与隐性遗传相反，患有伴性遗传显性疾病的男性与正常的女性结婚，所生女孩患病，男孩正常，夫妻也要生男孩，不要生女孩。

备孕女性基因异常

调查发现，血友病患者多是男性，女性带有致病基因，可以把致病基因传给她子女，生儿子则为血友病患者，生女儿则为又一代血友病的携带者。如果胎儿是男性，最好终止妊娠，是女性则可保留。女儿长大结婚后，也只能生女孩。因为女性只是致病基因的携带者，不会发病，而男性则发病。

"熊猫血"女性备孕，生娃你该知道什么

血型系统是这样分的

人类有两种血型系统：一种是"ABO 血型系统"，也就是我们常说的 A 型、B 型、O 型和 AB 型；另一种是"Rh 血型系统"，即 Rh 阳性和 Rh 阴性。

ABO 血型

ABO 血型是按照人类血液中的抗原、抗体所组成的血型的不同而分为 A 型、B 型、AB 型、O 型，其中 O 型血的人比较常见，被誉为"万能捐血者"，AB 型血的人则是"万能受血者"。

Rh 血型

凡是血液中红细胞上有 Rh 凝集原者，为 Rh 阳性，反之为阴性。这样就使 A、B、O、AB 四种主要血型，分别被划分为 Rh 阳性和 Rh 阴性两种血型。

珍贵而神秘的"熊猫血"

据有关资料介绍，Rh 阳性血型在中国汉族及其他大多数少数民族人口中约占 99.7%，

马大夫好孕叮咛

溶血性输血反应

输血后红细胞受到破坏引起的一系列反应，会有发热、贫血、黄疸等症状。凭借现代的配血、输血技术，这种情况已经很少发生。

个别少数民族中约为90%；而Rh阴性血型比较稀有，在中国全部人口中只占0.3%~0.4%，由于实在太难找到此类血源，就像大熊猫一样珍贵，所以被称为"熊猫血"。其中AB型Rh阴性血更加罕见，仅占中国总人口的0.034%。平时这种血型的人和正常血型的人没有区别，但一旦遇到危险和疾病需要输血时就会很难找到血源。

"熊猫血"女性要注意溶血反应

"熊猫血"者接受Rh阳性血液会产生抗体

Rh阳性者可以接受Rh阴性者的血液，但Rh阴性者不能接受Rh阳性者的血液。Rh血型系统一般不存在天然抗体，故第一次输血时不会发现Rh血型不合。Rh阴性者第一次接受Rh阳性血液，在3个月后会产生抗Rh凝聚素，即免疫性抗Rh抗体，如果再次输入Rh阳性血液，就会导致溶血性输血反应。

胎儿有可能会有溶血现象

胎儿的血型是由父母双方决定的，如果胎儿从父亲遗传来的血型抗原是母亲所没有的，胎儿红细胞进入母体后使母亲产生相应的抗体，这些抗体再通过胎盘进入到胎儿体内，导致抗原与抗体发生免疫反应，就会发生溶血现象。

对于Rh血型系统来说，Rh阴性女性与Rh阳性男性结婚，该女性孕育的可能是Rh阳性胎儿，当胎儿红细胞因某种原因（如分娩、羊水穿刺、人工流产等）进入母体后，会导致母体产生抗Rh凝集素。以后若该女性再次孕育Rh阳性胎儿时，母体的抗Rh凝集素就可能通过胎盘进入胎儿血液，使胎儿的红细胞凝集、破坏，导致胎儿严重贫血，甚至死亡。如果Rh阴性女性早先曾接受过Rh阳性血液，则其孕育的第一胎Rh阳性胎儿也会发生溶血现象。

> **马大夫好孕叮咛**
>
> **孕前查血型，排查母婴溶血反应**
>
> 如果备育男性、备孕女性对自己的血型尚未清楚，孕前一定要检查血型，以便排查母婴ABO溶血、Rh溶血的可能性。虽然第一胎的溶血情况较少，但还是需要注意。

"熊猫血"准妈妈要提前联系医院

"熊猫血"准妈妈必须找一家技术、实力、输血条件都具备的专科医院或三级甲等（以下简称为"三甲"）综合性大医院，一般三甲以下等级医院不具备条件，不敢接收"熊猫血"妈妈。最好孕前检查就在三甲综合性大医院做并存档。

有的医院建卡时会查血型,并且标注在档案的封面上,这样每次产检,医生都会特别关注。除了稀有血型,高龄孕妇、有妊娠病史的、有过胎停的孕妇等也是医生特别检查的对象。

一般情况下,只要医院确定孕妇为"熊猫血",就会检查是否存在 Rh 抗体,并且做好各种突发预案,如针对产后出血,医院会提前和血液中心申请,运来 Rh 阴性血,尽最大努力确保母子平安。孕妇只需按照医生的吩咐,配合好医生就可以了。

"熊猫血"产妇确实比一般产妇生产风险要大得多,但是只要前期产妇和医院都做好积极准备,注意补铁、预防贫血、避免胎儿过大,生产也没有想象中那么可怕。如果产妇没有过生产史、流产史、输血史,头一胎宝宝基本上不会有新生儿溶血现象发生;第二胎溶血的概率要大些,宝宝出生后可能需要打抗D免疫球蛋白,当然,并不是说第二胎一定会发生溶血。

"熊猫血"准妈妈需提前备血,别让自己在分娩时面临"血荒"

"熊猫血"准妈妈生产前都要备血,这是为了以防万一。如果分娩时有紧急状况出现,失血太多就需要马上输血。要是不提前备血,遇到没血和血液提供迟缓就会给生产带来严重的后果。

一般,专科医院及三甲医院是有血库的,只要提前和医院说清楚自己的血型,医院会准备好血源。但仍然要提醒"熊猫血"准妈妈,在怀孕前最好到血站给自己储备一些血,如果急需,用起来也方便。孕产妇要想在哪家医院生产,最好提前和该院做好沟通、检查工作,准备好对策,以保证母子平安。为了宝宝和自己的安全还是有备无患吧。

如果选择自体备血,一定要谨遵医嘱。38 周胎儿发育已基本完成,可以自体抽血备血。但一般不选择这种方法。

悦悦妈经验谈

"熊猫血"并没有传说中那么可怕

我生宝宝时提前入的院,医院建议我们备血,但是需要家属去市血库取。市血库接到通知,紧急找到捐血志愿者,约 24 小时后我的家属把血取来了,我那时已经进了产房,搞得全家都很紧张。本人顺产,母子平安,稀有的"熊猫血"也没有用到。事实证明,没有我们想象的那么困难,医院会给我们指导建议的。如果是"熊猫血"准妈妈请提前去医院,医院会为你备血,别等到要生了需要血的时候才抓瞎,如果身边有同血型的朋友,要提前联系好,以备不时之需。

"熊猫血"妈妈生产前后应注意什么

定期进行血型抗体检测

母体与胎儿之间,在血型不合的状态下,胎儿血液中的红细胞逐渐被破坏,可能引起各种病理改变,造成早产、新生儿溶血,严重者会造成胎儿死亡、流产。

对怀疑有可能发生新生儿溶血的女性,孕前必须进行血中抗体滴度的检查,如果没有抗体,就可以正常怀孕;孕16周后开始监测抗体,如果结果是阴性每一个月查一次,一直到28周,如果一直没有抗体,可以注射抗D免疫球蛋白,这种药可以预防新生儿溶血。

> **悦悦妈经验谈**
>
> **加入专门收集统筹稀有血型的机构——"中希网"**
>
> 我是Rh阴性O型血,在备孕时发现是这个血型后就开始了解这方面的知识,不看不打紧,一看还真觉得很头疼。这个血型在孕产方面会麻烦些。建议加入"中希网"(中国稀有血型之家)了解一下,那是一个专门收集统筹稀有血型的机构。

有抗体存在需进行治疗

一旦证实有抗体存在,应立即到对稀有血型生育有专业研究的医院进行治疗。

如果在孕期发现产生抗体,必须2周检查一次,观察抗体是否升高。当抗体效价(即抗体与抗原浓度之比)大于1∶16时则对胎儿有影响,可以结合B超检查胎儿有无水肿、积液和动脉贫血现象;当抗体效价升高到1∶64以上时,需做羊水检查,测定450nm波长的光密度值,脐静脉穿刺,查胎儿血型、血红蛋白、红细胞计数、胆红素水平及抗人球蛋白试验[①]。如果抗体效价>128时,可视情况进行血浆置换术。胎儿严重贫血时可行胎儿宫内输血及考虑产后换血治疗。

产后72小时内需再注射抗D免疫球蛋白

如果想生二孩,产后72小时内需再注射抗D免疫球蛋白。需要注意的是,这个抗体针要在体内没有抗体的时候注射,有抗体了就不能再注射了。

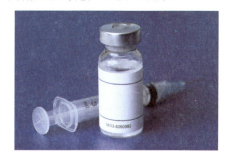

---

① 抗人球蛋白试验,又称Coombs'试验,是检查不完全抗体的常用方法,是诊断自身免疫性溶血性贫血(AIHA)的重要依据。

备孕倒计时，备孕夫妻要制订科学的孕育计划

计划妊娠能避免有害因素对胎儿的影响，从而实现优生优育。如果夫妻双方在受孕前没有计划，就无法在身体、心理、环境、季节等条件最佳的时期怀孕。只有身心都做好准备的夫妻才能孕育出健康的宝宝。所以，从现在开始有计划地准备吧！

备孕不能心存侥幸

近年来，受到环境污染、饮食结构复杂多样的影响，许多夫妻即使身体健康，也饱受不孕不育的煎熬。另外，不良的生活习惯也会导致流产、畸形儿等，因此，即使怀孕了也仍然不能放松警惕。如果没有具备健康的身心条件，就无法拥有健康的宝宝，所以，绝不能心存侥幸。

根据个人情况做好孕前准备

如果已经处于生育的最佳年龄段，那就赶快加入为人父母的行列吧！为避免因意外怀孕而手忙脚乱，在怀孕前最好做一个详细的计划，这样不仅可以使夫妻双方的身心调整至最佳状态，还能有足够的时间做好为人父母的准备，迎接"天使"的到来！当然，具体的孕前准备计划是根据个人的身体状况、工作经历和所处的环境决定的。

备育男性这样做

备育男性也要参与到生育过程中

生孩子并不是妻子一个人的事情，从备孕开始，丈夫就要参与进来。丈夫和妻子一样，也需要将身体调理到最佳状态，这样宝宝才能更加健康。

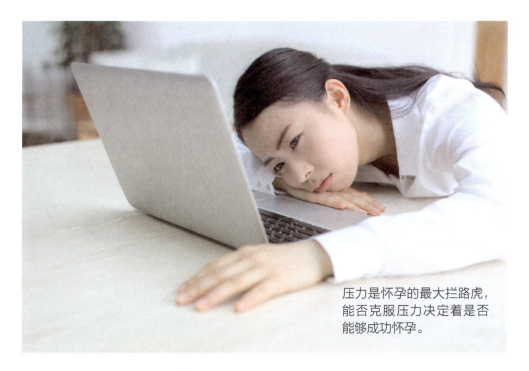

压力是怀孕的最大拦路虎，能否克服压力决定着是否能够成功怀孕。

提前半年制订怀孕计划

在制订怀孕计划之前，需要先确认女性的健康状况，如果患有疾病就要及时治疗，身体虚弱就要补充营养，缺乏锻炼就要进行适量运动。女性如有身体不适，要调养至最佳状态再进行受孕。如果做过子宫手术，需要咨询医生是否适合怀孕。

孕前准备夫妻要做什么

孕产妇专家认为，要想生育出健康可爱的宝宝，首先要保证夫妻二人的身心健康。

想当爸爸妈妈的各位要努力做到下面几点：

1. 身体各器官功能正常。与生殖能力密切相关的生殖器官的健康是必不可少的。此外，影响生殖能力的其他器官也必须是健康的。

2. 精神要放松、平和。压力是怀孕的最大拦路虎。每个想要怀孕的人都承受着不同程度的压力，能否克服压力决定着是否能够成功怀孕。在克服压力的过程中，心理准备是非常重要的。在怀孕这件事上，要保持心口一致。口头上强调自己很想生孩子，但潜意识里却对分娩、养育孩子忧心忡忡的人是很难怀孕的。

备孕时间表

按照优生优育的生育原则，想要宝宝的夫妻们一定要在受孕的 6 个月前就开始有所准备。力求让最健康、最有活力的精子和卵子在天时地利人和时结合，充分体现父母两人的容貌、智慧、个性、健康等方面的优良基因。

时间	项目
准备受孕前 6 个月	1. 如果确定要孩子，建议备孕夫妻一起去医院做孕前检查和咨询。 2. 如果备孕夫妻的体重超过或低于标准体重，应该从现在开始调整饮食，争取将体重调整到标准体重后再怀孕。 3. 长期采用药物避孕的女性，要在停药 6 个月后再受孕
准备受孕前 5 个月	如果家中有猫、狗等宠物，最好进行弓形虫的检查，避免接触宠物的排泄物
准备受孕前 4 个月	1. 从这个月开始，备孕夫妻就应该要做些运动强身健体了，如跑步、游泳、打太极拳等运动。适当的锻炼可以帮助丈夫提高身体素质，确保精子的质量。 2. 备孕夫妻要戒烟戒酒
准备受孕前 3 个月	1. 备孕夫妻双方都要慎用药物，包括不使用含雌激素的护肤品；从事对胎儿有害职业（如放射环境）的夫妻，尤其是女性一定要暂时离开。 2. 积极进食富含营养素的食物，如含叶酸、锌、铁、钙的食物，备孕女性每天还要按时服叶酸补充剂。 3. 夫妻双方都应多吃瘦肉、蛋类、鱼虾、豆类及豆制品、海产品、新鲜蔬菜、时令水果。男性可以多吃鳝鱼、牡蛎、韭菜等
准备受孕前 2 个月	夫妻双方坚持每天运动 30 分钟
准备受孕前 1 个月	1. 夫妻双方坚持每天运动 30 分钟，增强免疫力，避免感冒。 2. 丈夫协助妻子测定排卵期。采用测定基础体温、观察阴道黏液变化等方法，综合分析观察，获得准确的排卵日
受孕	1. 在心情愉悦、没有忧愁和烦恼的状态下进行受孕。 2. 丈夫要重视让妻子达到高潮，这对拥有一个健康聪明的宝宝至关重要。 3. 注意受孕时的环境，让室内沉浸在柔和的灯光下，可以放些轻松的乐曲

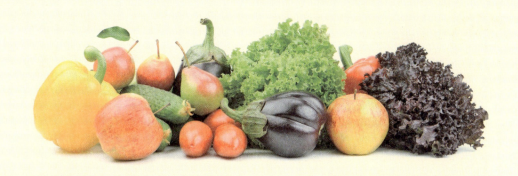

备注
想要一个健康的宝宝，爸爸妈妈的身体状态是有直接影响的。早日做好准备，调理好身体，是怀上宝宝的重要条件。专业的孕前检查是必要的，备孕夫妻应有孕检的意识，平时养成良好的生活习惯
宠物容易感染弓形虫病，并且能够传染给人。女性怀孕期间感染弓形虫病，会导致胎儿畸形，且病死率高。可以去医院做一下TORCH检查（优生五项检查），若结果显示已感染过弓形虫，可以不用担心，因为主人体内已经产生了抗体；如果显示从未感染过，则表明没有免疫力，那就要在整个备孕怀孕期间注意喂养宠物的方式和自己的饮食卫生；如果显示正在感染，暂时不能怀孕；如果在怀孕3个月内，女主人的TORCH检验显示感染了弓形虫，要咨询医生进行确诊试验及相关的产前诊断
适当的体育锻炼是非常必要的，并且要注意坚持。同时要尽早改掉不良习惯，不要沉迷于烟酒，不要经常熬夜等
慎用药物是必须的，因为"是药三分毒"，为了能拥有一个最佳的孕育环境，备孕夫妻就要注意了。备孕夫妻可以从饮食上来补充身体所缺的营养素，提高免疫力。当然，备孕女性同时还要补充叶酸
运动是让身体强壮的最好最健康的方法，而且贵在坚持
即便是女性，在怀孕后也可以进行适当的运动，帮助以后顺利分娩。这时不仅要避免感冒，还要避免其他一切疾病，就连牙齿疾病也要尽早治疗。要想早日受孕，女性就要准确知道自己的排卵期。所以，不妨试试一些测排卵期的方法
受孕时，心情和身体状态都要调至最佳状态，虽说造人不是件容易的事儿，但也别过于紧张。而且，受孕也不是100%都能成功的，所以即便一次不成，下次继续努力，不可过于急躁

专题 马大夫问诊室

备孕女性问："熊猫血"妈妈生出来的孩子一定是"熊猫血"宝宝吗？

马大夫答："熊猫血"妈妈生出来的孩子不一定就是"熊猫血"宝宝，这需要结合父亲的血型来看，也是完全遵照遗传性状决定的。人的遗传物质主要在"染色体"上，每个人有两套染色体，一套是母亲遗传下来的，另一套是父亲遗传下来的。Rh阴性血的人两套染色体都是Rh阴性的基因，而Rh阳性血的人至少有一套有Rh阳性基因。每个人向下遗传时，都只遗传一套染色体，所以"熊猫血"妈妈生出来的小孩不一定就是"熊猫血"宝宝。

备孕女性问：我今年39周岁了，准备要第二个宝宝，据说需要做卵巢功能检测，是真的吗？

马大夫答：高龄备孕女性错过了最佳生育年龄，卵巢功能开始衰退，可能会出现排卵障碍，对正常的受孕和生育造成影响，与此同时，雌激素、孕激素也减少了，无法维持子宫内膜环境的良好状态，对受精卵着床造成不利，因此高龄女性备孕时必须进行卵巢功能检测。

卵巢功能检测一般是在备孕女性来月经的3~5天内，通过检查其内分泌生殖激素来评定卵巢功能。

备孕女性问：我已经超过35周岁了，备孕很长时间都没信儿，和老公去医院检查都没问题，医生说是心里紧张造成的。我要如何做才能卸下心理负担呢？

马大夫答：有的高龄女性特别想怀孕，可是越着急反而越怀不上，还给自己造成很大的心理压力。不妨通过下面几点来慢慢卸下心理负担：

1. 和丈夫来一场惬意的旅行，放松紧绷的神经，不去想怀孕这件事，让自己的内分泌调节一下，好孕自然来。

2. 下班后和丈夫一起进行散步等运动，运动是调节情绪的良药。

3. 心情低落时，听一些欢快的音乐或者回忆让自己开心的事情。

4. 把自己心中困惑、担忧的问题写在纸上，写出最佳解决方法，预测最坏结果，你会发现事情并没有你想象的那么糟糕。

Part 1

肥肥的卵子
是妈妈为宝贝准备的最好礼物

卵子质量决定了女性能否有正常的生殖能力,卵子质量差不利于优生优育,也易发生流产、胎停育等情况。而卵巢是卵子发育的摇篮,只有卵巢养护好,女性才能拥有高质量的卵子。卵巢的养护要从健康的生活方式入手。

调好内分泌，是孕育宝宝的第一步

性激素正常分泌是正常排卵的必要条件之一

性激素除了可以使女性皮肤更加细腻、身体曲线更加突出外，最重要的作用便是使妊娠过程顺利进行。性激素是雌激素与孕激素的统称，这两种性激素接受大脑的调节作用，在女性体内按照一定规律周期性地进行分泌，任何原因（如下丘脑－脑垂体调节功能不良等）导致的激素分泌异常，都会对女性妊娠造成一定影响。

两种重要的性激素

	雌激素（卵泡激素）	孕激素（黄体激素）
作用	·使子宫内膜增厚 ·使女性第二性征更加明显、皮肤充满弹性、秀发飘逸 ·预防骨质疏松 ·抑制脂肪增长	·使受精卵更易于着床 ·妊娠过程中保护胎儿顺利生长 ·使体温上升 ·使面部、身体出现水肿现象
分泌较多的时期	月经期后到排卵前	排卵后到月经期前

掌控月经周期的女性基础性激素——雌激素

雌激素是女性体内最重要的性激素，控制着女性的生殖系统，同时也控制着月经的循环过程，这一切都是从卵巢中的一个或几个卵泡发育开始的。随着卵泡慢慢长大，女性体内的雌激素慢慢增加，使得子宫内膜增生、加厚。通俗地说，子宫内膜是种子播种必需的土壤，雌激素使得子宫内膜出现增殖期的转变，如同为土壤施加肥料。

怀孕不可或缺的性激素——孕激素

如果女性的月经周期出现紊乱，时而大量出血，时而闭经，就应该想到可能是受孕激素影响的无排卵月经了。

孕激素的作用

孕激素是怀孕不可或缺的激素。孕前，由于孕激素的拮抗，避免了雌激素对子宫内膜长期刺激而出现的过度增生；排卵后期由于孕激素的撤退，形成了女性有规律的月经；由于孕激素的作用，使子宫内膜出现分泌期的变化，为受精卵着床建立起适宜的环境。怀孕后，孕激素封闭了细菌入侵的通道，使细菌无法侵害胚胎，更重要的是，可以使子宫保持稳定状态。

孕激素缺乏会怎样

孕激素缺乏，子宫受雌激素的长期刺激，首先会有内膜过度增生的危险；其次，由于雌激素只有波动，没有规律性的撤退，子宫内膜随着它的波动而不断出现脱落和修复的交叉现象，会引起不规则的子宫出血。怀孕后孕激素缺乏，会有流产或胎停育的风险。

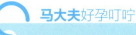 **马大夫好孕叮咛**

雌激素过多或过少都有危害

雌激素过少的危害

对女性身体的影响：身心疲惫、乳房下垂、发色枯黄、面部潮热、胸闷气短、心跳加快、消化系统功能失调、腹泻或便秘。

对女性精神的影响：失眠健忘、烦躁不安、情绪不稳，经常发脾气，敏感多疑，产生莫名的忧伤感。

雌激素过多的危害

如果体内的雌激素超量，会带来各种问题，如会导致乳腺增生、乳腺癌、子宫内膜增生、子宫癌等。所以，千万不要自作主张服用雌激素类的药物，要在医生的严格指导下进行。

不孕症，与孕激素分泌有关

对女性来说，孕激素是与孕育宝宝关系密切的一种激素，当它分泌失调后可能会导致以下方框中的症状。

孕激素分泌不足

排卵不正常或泌乳素偏高，都会导致孕激素分泌不足。这会使子宫内膜发育不良，受精卵因而无法顺利着床，而容易流产。而且孕激素不足也会使女性无法成功受孕，还会让女性饱受月经不调的困扰，经期变长、失血过多，甚至因此出现贫血。

总之，女性排卵、受精卵着床、胎儿的成形与成长、母乳喂养，都要靠孕激素的协助。因此，孕激素对女性来说是很重要的一种激素。

了解一下女性 28 天生理周期

来"大姨妈"并不是倒霉，规律的"大姨妈"预示着女人的身体是健康的，如果"大姨妈"紊乱，那才是倒霉事儿呢。

随着激素的变化，月经周期分为月经期、卵泡期、黄体前期和黄体后期四个阶段。（如下图所示）

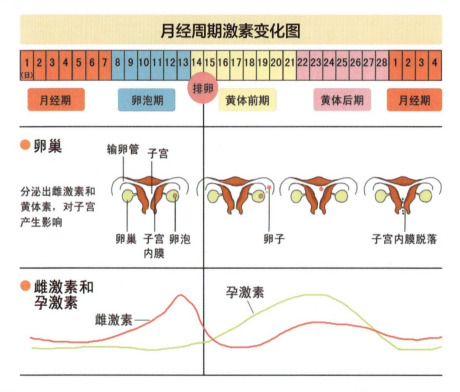

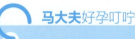

规律的月经是这样的

月经是很规律的，从出经血的第一天开始直至下次月经再来的总天数，是月经周期，正常的月经周期在 25~35 天，平均 28 天。但是也有个别女性 40 天来一次月经，只要有规律性，均属于正常情况。另外，月经容易受多种因素影响，提前或错后 3~5 天也是正常现象。

月经期

从经血流出的第一天计算,约7天,大多数女性出血天数在3~5天,少于2天或超过8天属于不正常。总出血量20~60毫升,超过80毫升为月经过多,属于不正常。

一般来说,第一天经血量不多;第二、第三天增多,特别容易"霸气侧漏",需要准备大尺寸的"姨妈巾",以防万一;第四天以后逐渐减少,直到经血干净为止。

有的女性经血干净后,过一两天又来了一点,俗称"经血回头",这不是病,而是一种正常现象。

月经期小档案

日 SUN	一 MON	二 TUE	三 WED	四 THU	五 FRI	六 SAT
1	2	3	4	5	6	7
8	9	10	11	12	13	14
15	16	17	18	19	20	21
22	23	24	25	26	27	28

起止时间: 月经来后第1~7天

身体状况: 血液循环差、体温降低、抵抗力差

心理状况: 情绪低落

肌肤状况: 干燥、敏感、代谢缓慢

受孕可能性: 无

调养重点: 把身体里的经血排出去,排得越干净越好

特别注意: 月经期身体会流失大量的铁质和钙质,因此平时要多吃点补铁、补钙的食物,以免出现贫血或骨质疏松

马大夫叮咛: 多休息,饮食以清淡为主,适当吃点儿滋补的食物,让身体有充足的力气把经血排干净

卵泡期

月经来后第 8~13 天属于卵泡期。此期间受到促卵泡激素的影响，体内雌激素水平逐渐升高，卵泡逐渐成熟，子宫内膜逐渐增厚。卵泡成熟后会排卵，没有成熟的则自行萎缩。

卵泡期小档案

日 SUN	一 MON	二 TUE	三 WED	四 THU	五 FRI	六 SAT
1	2	3	4	5	6	7
8	9	10	11	12	13	14
15	16	17	18	19	20	21
22	23	24	25	26	27	28

起止时间： 月经来后第 8~13 天

身体状况： 处于最佳阶段，体态显得轻盈

心理状况： 心情愉悦、充满自信

肌肤状况： 光泽有弹性，气色好

受孕可能性： 逐渐提高

调养重点： 要补充经期流失的血，并且要根据体质慢慢补；为了促进卵子顺利排出，要放松身心、适量运动、均衡饮食，也可吃点补气的食物

特别注意： 此时许多水分与废弃物都已排出体外，新陈代谢速度很快；此时若同房，可以增加受孕机会

马大夫叮咛： 多补充必要的营养素，调整生活作息，温和而不过度地节食，饮食与运动双管齐下，达到补益与瘦身双兼顾的效果

黄体前期

黄体前期也叫排卵期,所谓的排卵期并不是这一时间段都在排卵,而是说在这个时间段的某一点,卵子随时都可能排出。

排卵前的 24 小时,女性体内的黄体生成素会突然很高,24 小时后将是排卵的时刻,所以可以通过测出血液中的黄体生成素来计算排卵时间。

黄体前期小档案

日 SUN	一 MON	二 TUE	三 WED	四 THU	五 FRI	六 SAT
1	2	3	4	5	6	7
8	9	10	11	12	13	14
15	16	17	18	19	20	21
22	23	24	25	26	27	28

起止时间: 月经来后第 14~21 天

身体状况: 开始进入敏感期,可能有轻微不舒服出现

心理状况: 紧张,情绪不稳定

肌肤状况: 慢慢进入警戒期,皮脂分泌开始不平衡

受孕可能性: 高

调养重点: 以行气活血补肾的方法促进卵子排出;排卵后仍然要多吃一些补气补肾的食物,气足就能推动血行,使营养送达全身

特别注意: 第 14~15 天这两天最容易受孕,无论是怀孕还是避孕,都要算准日子;这个阶段一定要改掉生活坏习惯,不仅是为了怀孕,更是为了奠定老来健康的基础

马大夫叮咛: 女人养生的重点就是养好子宫与卵巢,顺利排卵、能够孕育下一代,这是女人青春的象征,也是子宫与卵巢健康的表现

黄体后期

月经来后第 22~28 天,即下次月经来潮的前一周,便是黄体后期。孕激素的分泌在黄体后期达到高峰,但若没有成功受孕,孕激素、雌激素会随之下降。少了孕激素的支持,原本充血增厚的子宫内膜就会开始剥落,下一次的月经就会来报到了。

黄体后期小档案

日 SUN	一 MON	二 TUE	三 WED	四 THU	五 FRI	六 SAT
1	2	3	4	5	6	7
8	9	10	11	12	13	14
15	16	17	18	19	20	21
22	23	24	25	26	27	28

起止时间:月经来后第 22~28 天

身体状况:新陈代谢变差,出现水肿、便秘等经前期紧张综合征

心理状况:情绪最不稳定,敏感焦躁、神经兮兮

肌肤状况:油腻、毛孔粗大,易形成青春痘、黑斑

受孕可能性:低

调养重点:要以平常心对待,以控制食欲、消除水肿为原则

特别注意:无论你有多健康,经前期紧张综合征都可能找上你

马大夫叮咛:靠正确的饮食补气,不要逞口腹之欲

"月事"用品是子宫健康的防护线

	普通卫生巾	布卫生巾	卫生棉条	月事杯
位置	体外	体外	体内	体内
舒适度	容易摩擦肌肤，根据品牌不同有不同程度的闷热感，容易引起过敏瘙痒	不容易摩擦肌肤，比较透气	放入体内后，感觉不到它的存在	放入体内后，感觉不到它的存在
更换	用完即丢	用完要清洗晾晒	用完即丢	用完一冲即可
方便度	尚可	一般	利于行动，经期时能游泳等	利于行动，经期时能游泳等
适应	很容易适应	比较容易适应	需掌握正确放入位置，多练习	需掌握正确放入位置，多练习

> **马大夫好孕叮咛**
>
> 卫生巾正常的用量是平均一天换四五次，每个周期不超过 2 包（按每包 10 片计）。假如用 3 包卫生巾还不够，而且差不多每片卫生巾都是湿透的，就属于经量过多。相反，每次月经 1 包都用不完，则属经量过少。经量过多或过少都应及时到医院就诊。

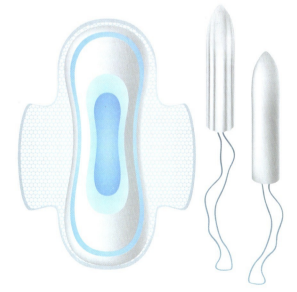

普通卫生巾、卫生棉条

卵巢健康才能孕育质优卵子

受孕的根本就是养护卵巢

女人最重要的不是外表看到的脸,而是看不到的卵巢。因为女性如果不能排出健康的卵子,她们就不能孕育新生命,不能成为母亲,而卵巢的衰老也就是女性衰老的象征。因此,女性卵巢也就显得尤其重要。

女性不孕或早期流产与卵巢功能有关

女性不孕的原因中"卵巢功能不全"就占了30%~40%,无排卵就无法怀孕。另外,由于早期怀孕过程必须依赖黄体酮的维持,而黄体酮的主要来源是卵巢的黄体,因此,如果怀孕的第7~9周没有足够的黄体酮,就很容易引起早期胚胎流产。

哪些因素影响卵巢功能

影响因素		症状及诊断
妇科因素	多囊卵巢综合征	临床上有月经异常、不孕、多毛、肥胖等症状,诊断要结合临床的综合表现,如长期不排卵、雄性激素过高等,诊断要做激素水平(卵泡刺激素、黄体生成素)检查和超声波检查,并排除其他疾病
	子宫内膜异位症	患者通常有痛经、性交痛、慢性下腹部疼痛等,易导致盆腔粘连、盆腔环境紊乱,从而出现不孕或早期流产
	盆腔炎	会有阴道不正常分泌物与下腹部疼痛,严重的还会有卵巢、输卵管脓肿及盆腔粘连
非妇科因素	高龄	女性的年龄超过35周岁
	疾病及其他	如脑垂体及下丘脑肿瘤、肥胖、肾上腺机能异常、甲状腺疾病、糖尿病、过度运动、生活压力等

卵巢会早衰吗

卵巢早衰指女性40岁前由于卵巢内卵泡耗竭或因医源性损伤而发生的卵巢功能衰竭。以低雌激素及高促性腺激素为特征,表现为继发性闭经,常伴有围绝经期症状。

养护卵巢要从日常生活做起

一些女性养成了很多不良生活习惯,也是导致女性卵巢早衰的重要原因之一。女性如果养成了良好的、健康的生活习惯,会比有着不良生活习惯的女性要年轻漂亮,衰老的脚步也会变慢。

饮食调养很重要

不饮冷饮,不吃生冷食物,按时进食,多摄入富含维生素的水果和蔬菜,多吃豆制品等富含植物性雌激素的食物,这些都有助于卵巢的健康和保养,也就是延缓女性衰老的秘密。

保证适量运动,保持充足睡眠

早睡早起不熬夜,保持充足的睡眠,保证适量运动,经常进行像散步这样的运动,不要久坐。

吸烟有害卵巢

不碰烟酒,尤其是吸烟,对卵巢伤害特别大,严重者甚至会导致更年期提前。

心情要愉悦,学会自我调节

女性气郁容易导致气血不通,卵巢的健康也会受影响。因此,女性要经常保持心情愉快,学会自我调节情绪。可以通过练习瑜伽,达到心理和生理上的调养,从而有助于女性卵巢的保养。

和谐的性生活

和谐的性生活能推迟卵巢功能退化。

卵巢早衰和什么有关

- 女性卵巢早衰和女性的初次月经来临有关,也就是说少女第一次来月经的年龄越小,日后绝经的时间也就越早。
- 与腮腺炎有关。腮腺炎会产生自身免疫抗体而破坏卵巢功能。还有一些自身免疫疾病,也会产生自身免疫抗体,破坏卵巢组织和功能。
- 女性母乳喂养时间越长,绝经期跟着延期。
- 与遗传因素有关,母亲与女儿、姐妹的绝经年龄相近。
- 做过卵巢囊肿手术,可能破坏卵巢组织,导致绝经年龄提前。
- 出现卵巢早衰的女性一般都经历过高危因素影响,如压力太大、受过重大精神打击等。

多一份细心，警惕卵巢警报

没怀孕乳房有泌乳的现象

乳房有泌乳现象，与高泌乳素血症、垂体瘤有关，也会影响排卵和受孕，可以进行药物治疗，大的垂体瘤还可能影响视野，需要手术。

没有预兆的潮热、多汗是卵巢早衰的警示

每天几次或者十几次，身体莫名出现潮红、潮热、多汗等症状，有时还伴随抑郁、易怒、失眠等，如果你40岁前就出现这些症状，就要重视了，因为这可能是卵巢即将衰老的警告。

卵巢早衰造成雌激素水平下降，会使自主神经紊乱、内分泌失调，导致潮热、多汗等一系列症状。

身体毛发突然增多警惕多囊卵巢综合征

身体毛发浓密程度是因人而异的，可是如果你发现身体的毛发不正常地变得多起来，比如女性嘴唇上的汗毛变重显现出"小胡子"，腿上变得"毛茸茸"的，一定要提高警惕，身体内在的病变往往能在体表体现出来。

 马大夫好孕叮咛

经常按摩关元穴可以呵护卵巢

从解剖学看，卵巢在盆腔的深部，人平躺的时候触摸不到卵巢，一般的按摩方法很难产生作用。但是，人体中的关元穴对保养卵巢有很大的帮助。

中医认为，经常按摩关元穴可以补充人体元气，调节内分泌，呵护卵巢，促进乳房的正常发育。仰卧姿势，除拇指外，四指并拢横放在肚脐下方，肚脐下正中线与小指交叉的地方即是关元穴。

身体多毛可能是卵巢不排卵的侧面表现，是多囊卵巢综合征的症状。这是由于"下丘脑－垂体－卵巢轴"功能失调，导致卵巢长期不能排卵，雄激素水平增高，身体就会出现多毛的现象。

多囊卵巢综合征的危害

危害	具体表现
继发不孕	多囊卵巢综合征导致不孕多为无排卵性不孕，原因在于卵巢囊壁过厚，导致卵子无法排出，无法与精子结合，明显的表现为闭经
导致月经异常	主要包括月经稀少或闭经（月经稀少所占比例更高），有些患者还会表现月经淋漓不断，从而继发贫血等各种病症
影响容颜	多并发面部痤疮，出脓后会使面部落下永久瘢痕，影响容颜
诱发恶性肿瘤	因雌激素对子宫内膜的长期持续刺激容易导致内膜增生过度，绝经后延，易导致子宫内膜癌
其他	多囊卵巢患者患高血压、糖尿病、心脏病、心肌梗死、乳腺癌等疾病的风险明显增高

预防措施

1. 科学饮食，注意营养均衡；饮食要适量，不要过度节食；避免辛辣刺激、油腻肥甘的食物；宜清淡饮食，多吃水果蔬菜。
2. 避免盲目服用减肥药品。
3. 注意劳逸结合，加强锻炼，增强体质。
4. 保持乐观情绪、心情舒畅，避免暴怒、抑郁、过度紧张和长期焦虑。
5. 采取避孕措施，避免多次流产手术，也应避免长期服用避孕药。

莫名腹胀谨防卵巢癌

很多人都会因为作息不规律、饮食不得当而有腹胀的毛病，大多数人调整饮食或者作息都会好转，或者吃几片胃药也就好了。但是，经常腹胀吃药也不见好转，检查胃也没有毛病的时候，就要看看是不是卵巢出了问题。临床显示，如果不是胃本身的病变，久治不愈的腹胀很可能是早期卵巢癌的征兆。

八种黄金食材，让卵巢健康卵子优

玉米 延缓卵巢功能衰退

玉米性平，味甘；归胃、大肠经。含有镁、硒等矿物质，对抑制肿瘤的生长有一定功效，常食能降低卵巢癌的发生概率。玉米中含有谷胱甘肽，在微量元素硒的作用下，会生成谷胱甘肽氧化酶，能够延缓卵巢功能的衰退。

松仁玉米

材料 玉米粒300克，松子仁25克，青椒20克，红椒15克。

调料 葱花、白糖、盐、香油各适量。

做法

1. 青椒、红椒分别洗净，去蒂和子，切成小丁；玉米粒放入沸水中煮至八成熟，捞出沥干水分。
2. 油烧至温热，放入松子仁，煎至淡黄色出锅。
3. 锅烧热，倒油，下葱花煸香，下青椒丁、红椒丁、玉米粒炒熟，调入盐、白糖，出锅后倒入松子仁、香油即可。

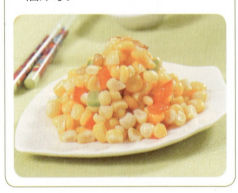

荞麦 稳定卵巢功能

荞麦性平，味甘；归脾、胃经。其营养价值高于一般谷物。荞麦中含有烟酸，可以促进机体的新陈代谢，增强卵巢的代谢能力，预防卵巢肿瘤。荞麦中含有叶绿素、芦丁，能够降血脂和胆固醇，软化血管，保障卵巢的血液流通。

鲜果凉面

材料 猕猴桃2个，火龙果1个，芒果半个，白煮蛋1个，荞麦面200克，海苔片、柴鱼各适量。

调料 柠檬汁、酱油、黑胡椒碎各适量。

做法

1. 猕猴桃、火龙果、芒果去皮、切块；海苔片剪成细丝。
2. 将荞麦面条煮熟，入冰水漂凉沥干，装盘备用；白煮蛋捏碎。
3. 将调料放入碗中，拌匀；将水果、白煮蛋与调料拌匀，淋在面上，再撒上柴鱼、海苔丝即可。

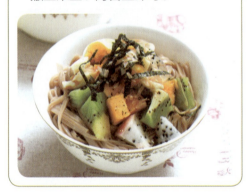

苹果　保持卵巢功能旺盛

苹果性平，味甘；归脾、胃经。苹果中独有的草果酚，有较强的抗氧化作用，可让卵巢处于功能旺盛的状态。苹果中的多糖、钾等物质，能够中和人体内过多的酸性体液，进而缓解卵巢疲劳。

绿茶苹果饮

材料　苹果300克，绿茶粉15克。
调料　蜂蜜适量。
做法
1 苹果洗净，去皮、去核，切小丁，放入果汁机中，加入适量饮用水搅打。
2 苹果汁打好后倒入杯中，加入蜂蜜和绿茶粉搅拌均匀即可。

TIPS

苹果中的维生素、果胶、抗氧化物质等营养成分主要在皮和近核部分，但是现在的水果皮中农药残留较严重，如果实在不放心，可去皮食用。

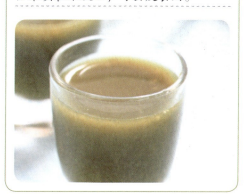

猕猴桃　帮助卵巢保持青春

猕猴桃性寒，味甘、酸；归脾、胃经。猕猴桃中含有多种氨基酸、叶酸和矿物质，特别是维生素C含量丰富，有助于抗氧化、防衰老、清洁卵巢、防癌抗癌，保持卵巢的青春活力。

猕猴桃橘子汁

材料　猕猴桃150克，橘子100克。
调料　蜂蜜适量。
做法
1 猕猴桃去皮，切小块；橘子去皮、去子，切小块。
2 将所有食材一同放入榨汁机中，加入适量饮用水搅打成汁后倒入杯中，加蜂蜜调匀即可。

TIPS

维生素C可以促进铁的吸收，所以这道果汁搭配补铁的食物喝，可有效调理备孕女性的身体。

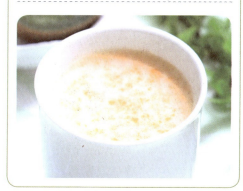

海带 减少卵巢疾病发生

海带性寒，味咸；归胃、肝、肾经。海带含碘丰富，碘是人体内合成甲状腺素的主要材料，可以促进卵巢的健康。而且，碘被人体吸收后，能帮助排泄有害物质，减少卵巢疾病的发生。

海带排骨汤

材料 猪排骨400克，水发海带150克。

调料 料酒、葱段、姜片各10克，盐3克，香油4克。

做法

1. 海带洗净，切菱形片，焯水；排骨洗净，横剁成段，汆水后捞出，用温水泡净。
2. 锅内加入适量清水，放入排骨、葱段、姜片、料酒，用大火烧沸，撇去浮沫，然后转用中火焖烧约1小时，倒入海带片，再用大火烧沸30分钟，加盐调味，淋入香油即可。

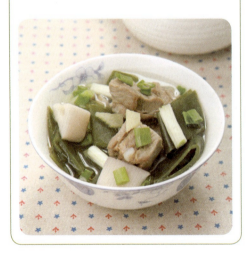

大蒜 延缓卵巢细胞衰老

大蒜性温，味辛；归脾、胃、肺经。美国研究者认为，大蒜是全世界最具抗癌潜力的食物，大蒜中的硒可抑制卵巢肿瘤细胞的生长。另外，大蒜中的辣素具有很强的杀菌能力，经常食用可预防流感，防治感染性疾病。

大蒜粥

材料 大蒜30克，大米100克，枸杞子10克。

调料 香油、盐各适量。

做法

1. 大蒜去皮，切碎；大米淘洗干净，浸泡30分钟；枸杞子洗净。
2. 大米加清水大火煮沸，待米粒开花时，加入大蒜碎、枸杞子，继续熬煮成粥，加盐调味，淋上香油即可。

TIPS

蒜对胃黏膜的刺激性较大，胃溃疡患者忌食，也不能与蜂蜜同食。

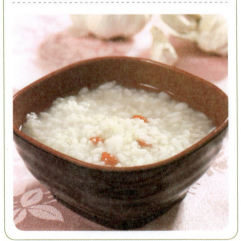

花生 防治产后出血

花生性平,味甘;归脾、肺经。花生衣可止血,能够防治产后出血所致的卵巢功能衰退,对由出血引起的贫血也有良好的疗效。

另外,花生含有锌,能增强记忆力,抗老化,延缓脑功能衰退,滋润皮肤。

莲子花生豆浆

材料 黄豆50克,莲子25克,花生仁30克。

调料 冰糖10克。

做法

1. 黄豆用清水浸泡8~12小时,洗净;莲子、花生仁洗净,用清水浸泡2小时。
2. 将上述食材一同倒入全自动豆浆机中,加水至上、下水位线之间,按下"豆浆"键,煮至豆浆机提示豆浆做好,过滤后加冰糖搅拌至化开即可。

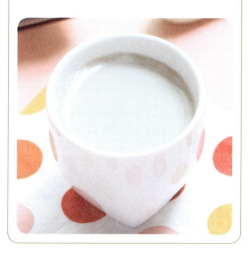

绿豆 帮助卵巢排毒

绿豆性寒,味甘;归心、胃经。绿豆中含有球蛋白类蛋白质、磷质、B族维生素,可以与卵巢中残留的铅、汞、砷等重金属形成沉淀,帮助卵巢排出毒素。绿豆中的活性物质具有抗氧化作用,有助于抑制癌细胞生长,预防卵巢癌的发生。

南瓜绿豆汤

材料 绿豆30克,南瓜150克,山药50克。

做法

1. 绿豆洗净;南瓜去皮去子,洗净,切小块;山药洗净、去皮,切小块。
2. 锅内放清水烧沸,先下绿豆煮沸2分钟,淋入少许凉水,再煮沸。
3. 将南瓜块、山药块下锅,盖上盖,煮沸后改小火煮约30分钟,至绿豆开花即可。

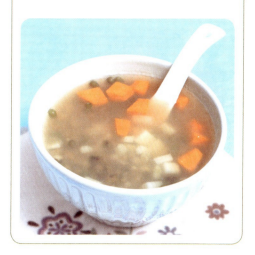

提高卵子质量，从健康的生活方式入手

卵子质量决定了女性能否有正常的生殖能力，卵子质量差不利于优生优育，也易发生流产、胎停育等情况。提高卵子质量并没有什么秘诀，如果非要找个秘诀，那就是健康的生活方式。

平时补补铁，卵子更健康

女性为什么特别需要补铁

正常情况下，女性每次月经的失血总量为20～60毫升。月经出血时损失的铁必须从饮食营养中得到足够的铁来补充。女性在月经期，每日需铁量为18毫克，至于那些月经过多和月经紊乱的人，每天铁需求量就更多些。平时如果不重视补铁，就会引起女性缺铁性贫血。而且，这种患者的贫血常常在治愈后反复发作。

怎么补铁要分情况

在平时的膳食中注意补充铁，可以适当多吃动物血、猪肝、瘦肉、鱼类和海鲜等含铁丰富的食物。

如果已经出现了贫血，血色素小于11g/dl[①]，并经诊治明确了是由于慢性失血造成的缺铁性贫血，可以服用补铁的西药。

需要注意的是，有很多缺铁性贫血的患者并不是因为平时摄取的铁元素不够，而是因为机体对铁的吸收不好，需要去咨询相关专家，在指导下治疗。

对于备孕的女性来说，多吃富含铁元素的食物，给卵子提供足够的营养，会让卵子更健康。

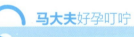

卵泡发育时忌吃生冷或冰镇的饮食

在卵泡发育的时候，或者是正在准备怀孕的时候，最好不吃生冷的食物，比如冰镇的东西，不要拿出来就吃，要在外面晾一会儿再吃，要多吃一些瘦肉、鸡蛋等含优质蛋白质的食物。

---

① g/dl：即克/分升，1分升=100毫升。

豆制品让卵子更健康

豆腐、豆浆等豆制品中含大量植物蛋白质，会让卵巢更结实、卵子更健康。吃豆腐时尽量煮着吃，煎豆腐的食用油中含不饱和脂肪酸，会破坏植物蛋白质活性，让健康减分。每天吃一小盘豆腐即可，过量植物蛋白质会给肾脏带来负担。

不吃或少吃止痛药或安眠药

服用止痛药会减弱卵子活性

调查显示，服用止痛药的女性体内卵子活性比不服用止痛药的女性低7%。止痛药会抑制大脑神经，长期服用会"迷惑"神经中枢，对卵巢发出的指令速度降低，卵子活性减弱。

安眠药会造成暂时性不孕

安眠药会损害女性的生理功能和生殖功能。如安定、氯氮䓬、丙咪嗪等，都可作用于间脑，影响脑垂体中促性腺激素的分泌。女性服用安眠药可影响下丘脑机能，造成月经紊乱或闭经，从而影响受孕能力，造成暂时性不孕。如果女性在怀孕早期服药，还可能引起胎儿先天性畸形。

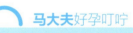马大夫好孕叮咛

男性服用安眠药也会影响生育能力

安眠药同样会损害男性的生理功能和生殖功能。男性服用安眠药可使睾酮生成减少，导致阳痿、遗精及性欲减退等，从而影响生育能力。

远离美容院的卵巢保养

据相关资料显示，美容院用于卵巢保养的精油良莠不齐，合格率不到20%。美容师手上的精油渗入身体后，可能会影响内分泌水平，甚至降低卵子活性。因此，如果没有得到医学建议及产品保证，备孕女性要远离美容院所谓的卵巢保养。

不要乱用促排卵药

为了能够提高卵子质量，有些女性可能会去服用促排卵药物或其他偏方等。实际上，目前的药物只是针对某种疾病而特定的治疗方案，而对于健康女性想要提高卵子质量的需求并不对症。如果盲目用药，不仅不能提高卵子质量，反而会影响卵子质量。因此，如果存在怀孕障碍，必须在医生指导下再进行药物治疗。

专题 马大夫问诊室

备孕女性问：卵子排出是什么感觉？

马大夫答：①下腹疼痛。成熟卵子从卵巢表面排出，要冲破包裹卵子表面的一层薄膜滤泡。卵子排出时，滤泡内少量液体就会流入盆腔最低部位，造成少量出血，因此会有一侧下腹部发生疼痛，不过几小时后就好了。

②阴道分泌物增多。大多数女性随着排卵期临近，阴道分泌物逐渐增多，呈现稀薄乳白色；至排卵期分泌物量明显增多，并呈水样透明清亮，会感到阴部潮湿滑润，出现鸡蛋清样的条状黏液。

③子宫出血。卵巢除了排卵，还兼管着性激素的分泌。排卵前后因为体内雌激素分泌量的波动，导致少量子宫出血，这便是排卵期出血。

④体温稍高、乳房胀痛等。有些女性会出现体温稍高的现象，一些女性在排卵期还会出现乳房胀或乳头痛，有的甚至不能触碰乳头。

备孕女性问：卵泡不破怎么办？

马大夫答：受精卵是卵子和精子受精结合形成的，如果卵泡不能够自行破裂，那么卵子就无法排出，从而造成女性不怀孕。那么卵泡不破怎么办？

通过 B 超监测排卵，如果发现有优势卵泡却并不能自然排卵的患者可以在卵泡达到优势时进行肌注 HCG 促进卵泡排出，再在医生指导下进行同房。

需要注意的是，促排卵药物种类繁多，通过不同机理产生效果，这些药物的使用要慎重，要在专家指导下使用，如果应用不当，不但不能达到治疗效果，有时还会导致多胎妊娠、流产，甚至发生卵巢过度刺激综合征。

备孕女性问：卵泡长到多大才会排卵？

马大夫答：许多备孕女性都做过 B 超监测排卵，想知道卵泡发育到多大才会排卵。经过大量数据统计，在排卵前 3 天卵泡直径平均值为 15 毫米，前两天为 18.6 毫米，前 1 天为 20.5 毫米。换句话说，卵泡发育到直径 20 毫米左右就快排卵了。

需要强调两点：①上面的数值是测量了很多人后所得的平均值，具体到每个人会有所不同，但不会有太大差距。②卵泡在开始时发育比较慢，接近排卵日时发育得比较快，所以不要太早去做 B 超监测。

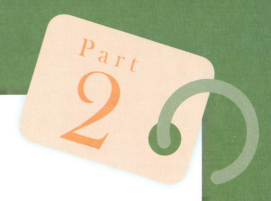

养护子宫
让宝宝"住"得舒服

　　子宫是女性生殖系统中的重要器官,是女性独有的脏器,也是胎宝宝生长发育的场所。由于胎宝宝需要在这里生活10个月,因此尽早了解子宫发育是否正常极其重要。子宫的环境对孩子的影响会持续到出生以后,甚至一直持续到成年。备孕女性可以从饮食、运动、日常生活方面调养子宫,为胎宝宝营造温暖舒适的"家"。

孕育是子宫赐给女人的宝贵财富

子宫——"种子"生长的暖房

子宫是女性生殖系统中的重要器官,是女性独有的脏器,也是胎宝宝生长发育的场所。由于胎宝宝需要在这里生活 10 个月,因此尽早了解子宫发育是否正常极其重要。通过了解子宫的发育状况,可以大体了解其他相关生理机能是否正常,如脑垂体、下丘脑、卵巢等器官是否有问题,有无排卵障碍,是否具备生育的基本条件等。

探秘子宫

子宫位于盆腔中部,在膀胱与直肠之间。其位置可随膀胱与直肠的充盈程度或体位而有变化。正常成年女性的子宫呈前倾前屈位。子宫的形状为倒置三角形(或扁梨形),前面扁平,后面稍突出,宫腔深约 6 厘米。子宫上方两角为"子宫角",通向输卵管;下端较窄,为"峡部",呈圆柱状,长约 1 厘米,突出于阴道的上部。"峡部"在妊娠期会逐渐扩展,临产时形成子宫下段。

子宫的发育受何影响

子宫的发育受多种因素影响。正常情况下,当女性身体发育成熟后,子宫理所当然地具备了生育能力。但如果脑垂体、下丘脑、卵巢等器官发生了"故障",就会造成子宫发育迟缓,甚至导致生育能力的丧失。

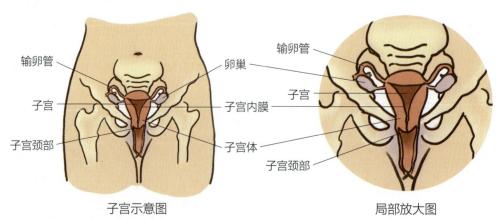

子宫示意图　　局部放大图

子宫内膜——孕育新生命的土壤

在雌激素与孕激素的作用下,子宫内膜在一个月经周期中会随着卵泡的生长而逐渐增生、变厚。子宫内膜厚度具体变化如下:

时间	厚度(毫米)	时间	厚度(毫米)
月经来潮前3天	8	月经来潮前1天	9
月经来潮前2天	8.5	月经来潮当天	11

排卵后,整个子宫内膜松软且富有营养物质,为受精卵的种植做好了充分准备。

孕激素是调控子宫内膜的主要激素,其作用如下:

1. 使子宫肌肉松弛,活动能力降低,有利于受精卵在子宫腔内的生长发育。

2. 使增生期子宫内膜转化为分泌期子宫内膜,从而使子宫内膜腺上皮细胞分泌一种营养物质——糖原,为受精卵着床做好准备。

3. 使子宫颈口闭合,黏液减少、变稠,拉丝度降低。

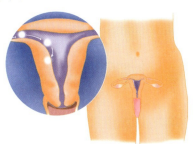

子宫内膜是孕育生命的土壤

子宫环境会影响孩子一生的健康

研究表明,子宫的环境对孩子的影响会持续到出生以后,甚至一直持续到成年。不仅如此,还会影响孩子的生殖功能,以致影响下一代的生育。

怀孕时如果母体有疾病或有很大压力,会影响胎儿在子宫内的发育,对细胞、组织、脏器的形成产生不良影响。一项针对胎儿发育环境与成年疾病关系的研究表明,胎儿期受到过不良影响的群体,其成年后患心血管疾病和糖尿病的概率会大大增加。

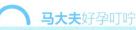

马大夫好孕叮咛

子宫有四怕,"幸孕"还需护好宫

备孕女性要想顺利受孕,就必须维护好子宫的健康。子宫有四怕:一怕反复行人工流产术,特别是在短期内重复进行,这对子宫的伤害很大;二怕私自堕胎,易导致子宫破损或继发感染;三怕性生活不讲究卫生,病原体经阴道进入子宫腔内,引起子宫内膜感染;四怕性生活混乱,可能导致宫颈癌等疾病,从而导致不孕。

宝宝不爱住"冷宫"，温暖融化冰凉的寒证

"种宝宝"需要阳光雨露

子宫就像培育宝宝的土地，如果想要在土地上长出茁壮的庄稼，一定离不开阳光雨露——阳光给予温暖，雨露给予灌溉。

《傅青主女科》中说："夫寒冰之地，不生草木，重阴之渊，不长鱼龙。今胞胎既寒，何能受孕？"说的就是阴森寒冷的地方，寸草不生，没有生命力。可见子宫的温暖和滋润关系着宝宝的生长，而所谓的阳光和雨露，相当于肾阳和肾阴。中医认为，肾阳不足，会导致宫寒不孕，阳虚停育。

"肾主胞宫"，意思是说子宫周围有许多经脉，与肾脏相通，接收肾脏传给子宫的能量。胎儿在成长的时候，依靠这些温暖和能量茁壮成长，如果肾气不足、阳气不充盈，会直接影响胎儿的"居住环境"。

"寒则凝"，女人经不起寒凉

女性原本属于阴柔之体，阴气相对偏盛，脏腑的功能相对偏弱，更容易受到寒邪之气的侵袭。因此，只要到了秋冬季节，天气稍转凉，她们便会全身怕冷，这是典型的虚寒证，最明显的表现是手脚冰凉。

中医有"寒则凝"的说法，也就是说，气血受到寒气的侵袭，就会出现气血凝滞，导致整个人体的气血循环不畅。这样就会引起子宫气血不畅，从而导致"宫寒"，严重时会诱发不孕。

马大夫好孕叮咛

宫寒不是一朝一夕形成的

宫寒不是一朝一夕形成的，多与体质和生活习惯有关。从体质上来说，女性多为虚寒体质，从生活习惯上来讲，热天长期生活在空调房间内，喜食生冷寒凉食物等，都易造成宫寒。

寒不寒早知道——2招辨别体内寒气

1. 通过面色看寒气

（1）面色白：大多为虚寒或失血所致。
（2）面色萎黄、无光泽：脾虚、气虚、血虚或寒湿内停。
（3）面色青：受寒、惊风、气血瘀滞。
（4）颧骨周围嫩红：内寒深重的表现。
（5）面色黑：肾虚有寒、瘀血水饮停聚。

2. 通过痰可辨寒热

咳出的痰是清稀、白色泡沫状，甚至像清水一样的痰，一般属于寒证。

热水泡脚是最原始的祛寒法

俗话讲"寒从脚下起"，是因为脚离人体的心脏最远，并且从心脏发出的血液，经长途跋涉流到脚部后，不仅速度减慢，而且血量也会减少。我们都知道脚的皮肤薄，脂肪少，保暖性差，再加上没有充足气血的温煦，所以脚掌皮肤温度最低，也最容易受到寒邪的侵袭。

特别是到了冬天，天气寒冷，脚部更易受寒。坚持用热水泡脚有利于促进气血运行、疏通经络、解表散寒，能有效缓解手脚冰凉，温暖全身，促进脑部供血等。如果能在热水中加入生姜片、花椒等调料，会加强祛风散寒的功效。

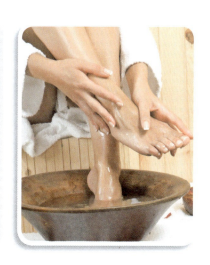

泡脚也有大学问

首先，备孕女性若有严重脚气，病情严重到脚上起泡，不宜用热水泡脚，否则会造成伤口感染。

其次，泡脚时间控制在15分钟最佳，泡几小时最不可取。体质虚弱者一旦泡脚时间过长，会引发出汗、心慌等症状。

赶走宫寒,给宝宝一个"温暖的家"

中医所说的胞宫,不仅仅是孕育宝宝的那个"家",它的范围要更大些,包括子宫、卵巢等多个器官。

胞宫其实是最怕寒冷的。"百病起于寒",胞宫受寒,易造成血气遇寒凝结,主要症状表现为下腹坠胀、疼痛,得温则缓和;白带多,痛经,月经失调;妇科炎症反复发作、容颜衰老,严重者还可能造成不孕,或妊娠后胎儿发育迟缓等。那么,哪些女性朋友更易患宫寒呢?

首先,从体质上来说,阳虚体质者易患宫寒。此体质之人,平日就怕冷,手脚容易发凉,这说明体内的阳气不足,所以出现宫寒的概率比其他体质的人要大。

其次,生活习惯也会造成宫寒。有些女性朋友特别爱吃冷饮,或者为贪图凉快,将空调温度调得过低,或者是为了漂亮,隆冬时节着装单薄,或穿低腰裤,很容易使腰腹部受凉,造成宫寒。

最后,从全身理论来讲,脚后跟是子宫和卵巢的反射区。有些女性在冬季居家时经常都是光脚穿着拖鞋,这就使子宫和卵巢的反射区暴露在外,很容易受寒,导致宫寒。

宫寒女性要常搓脚心

中医认为,脚是人的第二心脏,搓脚心能刺激脚上的大部分穴位,有助于驱走寒气,令身体暖和。特别适合到了冬天的晚上,躺在被窝里手脚冰凉、睡不热、特别怕冷、两脚不敢伸直、整夜蜷成一团的女性。

每晚洗脚后仰卧在被窝中,先把左脚伸直,脚背放平,用右脚心搓左脚背100次,然后把右脚伸直,脚背放平,用左脚心搓右脚背100次,以搓热为度。坚持一个月,你或许就会发现自己不怕冷了,失眠的人也不再失眠了。

马大夫好孕叮咛

经常搓脚心好处多

现代医学研究表明,经常刺激脚心能调节自主神经和内分泌功能,促进血液循环,有助于消除疲劳、改善睡眠、防治心脑血管疾病。由此可见,经常搓脚心的好处颇多,非常利于身体的保健。

调养子宫的六大穴位

足三里穴：帮助受孕

足三里穴是"足阳明胃经"的主要穴位之一，中医认为，按摩足三里穴有调节机体免疫功能、调理脾胃、补中益气、扶正祛邪的作用。足三里穴与后面介绍的几个穴位共同按摩，有促进排卵的功效，对于气血虚弱、体质虚寒的女性，有提高受孕能力的作用。

具体位置： 犊鼻穴下3寸[①]，胫骨前嵴外1横指处。

快速取穴： 屈膝，找到外膝眼即是犊鼻穴，沿犊鼻穴向下用四指的宽度（食指、中指、无名指、小指四指并拢，以中指中节横纹为标准线）量出的3寸位置处即是该穴位。

按摩方法： 用拇指抵住足三里穴，用力掐按3分钟，以有酸胀感为度。

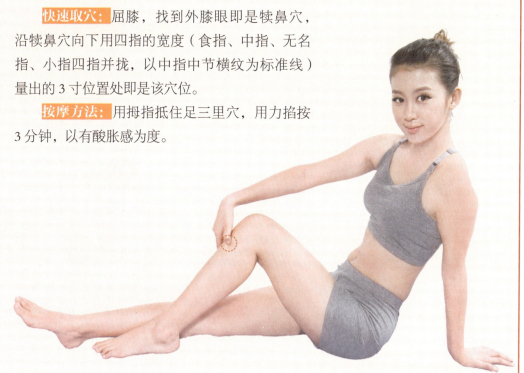

[①] 本书均采用手指同身寸定穴法，即以被按摩者本身手指的分寸为度量选取穴位的方法。1寸为被按摩者拇指指间关节的宽度；2寸为被按摩者食指、中指、无名指并拢时的宽度；将被按摩者食指、中指、无名指、小指同时并拢，以其中指中节近端横纹为准，其四指的宽度为3寸。

气海穴：温中回阳

气海穴又叫"丹田"，是元气汇集的穴位，可温中回阳，有"气海一穴暖全身"的说法，对维持生殖系统功能很重要。按摩此穴位可以治疗月经不调、子宫出血、经期腹胀、痛经等。而且，对治疗男性性功能低下、早泄及体倦乏力等病症也有帮助。

具体位置： 前正中线上，脐下1.5寸。

快速取穴： 连接肚脐和耻骨画一条直线，分成十等份，距肚脐3/10位置处即是该穴位。

按摩方法： 用拇指或食指指腹按压气海穴3~5分钟，力度适中。

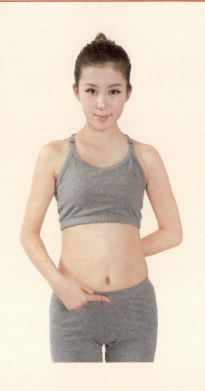

天枢穴：保暖补气

很多女性有生理期腹胀、腹泻的情况，可以通过按压此穴得到舒缓。平常按摩还可以滋养全身、暖化子宫，帮助女性瘦身，消除腹部脂肪。还有助调理胃经，调节大肠功能，可改善便秘，通便排毒，让女性远离痘痘及口臭。

具体位置： 肚脐两旁2寸之处，左右各一穴。

快速取穴： 拇指与小指弯曲，中间三指并拢，食指指腹贴在肚脐中心，无名指所在的位置即是天枢穴。

按摩方法： 用大拇指逆时针按揉1分钟。

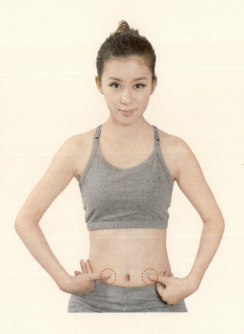

血海穴：理血活血

血海穴是活血化瘀的主要穴位，临床上用于治疗贫血、子宫出血等。按压此穴位可减轻每次来月经的痛经程度，缓解产后妇女容易出现的各种酸痛症状，还有美化女性肌肤、淡化脸上斑点的作用。

具体位置： 大腿内侧，髌底内侧端上2寸，当股内侧肌的隆起处。

快速取穴： 在膝关节内上方。坐在椅子上，将膝盖弯曲，膝盖内侧90度的地方会出现凹陷之处，上方有一块隆起的肌肉，也就是膝盖骨内侧的上角约三指宽筋肉的沟，一按就感觉到痛的地方，即为该穴位。

按摩方法： 用拇指指腹揉捻两侧血海穴各5分钟，以有酸胀感为宜。

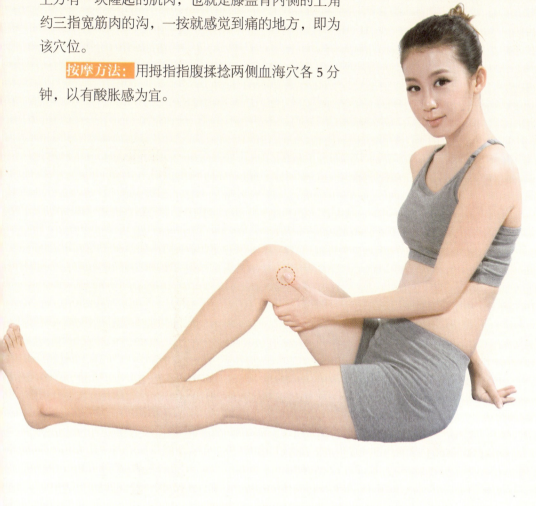

合谷穴：舒缓痛经

经期疼痛或者月经前后腹痛、月经不规律，按摩合谷穴有助于缓解疼痛，改善月经不调。平时按摩可以活血祛瘀、调养子宫、预防子宫病变。另外，该穴位还能治疗颜面和五官的病症。

具体位置： 手背第1、2掌骨间，当第2掌骨桡侧的中点处。

快速取穴： 以一手的拇指指间关节横纹，放在另一手拇、食指之间的指蹼缘上，拇指指尖下即是该穴位。

按摩方法： 用右手的大拇指和食指上下揉动左手的合谷穴200下，再用左手的大拇指和食指上下揉动右手的合谷穴200下。

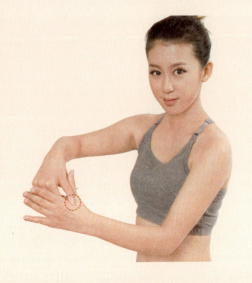

关元穴：补充元气

关元穴是元气之所在，为补肾固本、补益元气的要穴。此穴位可调节内分泌及子宫、卵巢的功能，有助恢复青春活力，针对气血虚弱、体质虚寒的女性，能帮助提高受孕能力，还可治疗腹泻、腹胀、月经不调、白带异常等症。

具体位置： 前正中线上，脐下3寸。

快速取穴： 仰卧姿势，除拇指外，四指并拢横放在肚脐下方，肚脐下正中线与小指交叉的地方即是该穴。

按摩方法： 以关元穴为圆心，手掌逆时针及顺时针方向按揉3~5分钟，然后随呼吸按压关元穴3分钟。

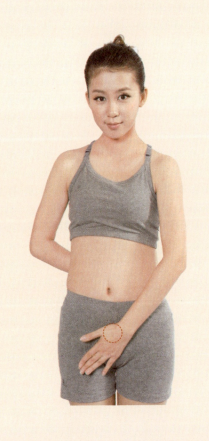

吃出健康温暖好子宫的六道好料理

海参 缓解宫寒

海参,又叫刺参、海瓜,性温,味咸,归心、肾经。海参属于温补食材,而且铁元素的含量丰富,女性常吃海参不仅能滋阴补血,温暖子宫缓解宫寒等症状,海参中含有的硫酸软骨素还有养颜美容、延缓衰老的功效。

海参竹荪汤

材料 海参50克,红枣、银耳各20克,竹荪、净枸杞子各10克。
调料 盐适量。
做法
1 海参、竹荪入清水中泡发洗净,切丝;红枣去核,洗净,浸泡;银耳泡发,去蒂,洗净,撕成小朵。
2 锅中倒入适量清水,放入银耳、海参丝,大火煮沸后改小火煮约20分钟,加入枸杞子、红枣、竹荪丝煮约10分钟,加盐调味即可。

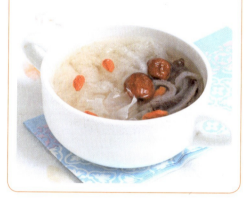

红糖 活络气血

红糖又叫"赤砂糖"或者"黑砂糖",味甘,性温,归肝、脾经。对于经期女性而言,红糖可以让身体温暖、气血活络、能量增加,使月经排出顺畅,特别适合因子宫虚寒而痛经的女性。同时对产后收缩子宫、恢复体力、排出恶露也有促进作用。

红糖小米粥

材料 小米50克,红枣3颗。
调料 红糖15克。
做法
1 小米淘洗干净;红枣洗净,去核。
2 锅置火上,放入小米、红枣和适量清水,用大火烧沸,转小火熬煮至米粒熟烂,加红糖搅匀即可。

TIPS

红糖营养虽然优于其他糖类,但是多吃也容易造成肥胖,而且食用过量会影响正餐食欲,并且不易于肠胃消化吸收。

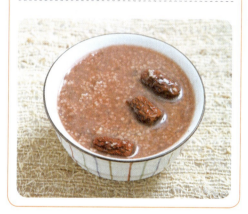

生姜 缓解经期腹痛

生姜性温，味辛，归脾、胃、肺经，散寒、温中、止咳，用于寒气或瘀血引起的痛经，能缓解经期腹痛。每日晚餐后喝一杯姜茶，能帮助化解体内寒气，长期坚持饮用对调理宫寒十分有益。子宫温暖，体内气血运行通畅，痛经才能缓解。

生姜茶

材料 带皮新鲜生姜10克，红茶包1包。

调料 黑糖或蜂蜜适量。

做法

1 将水煮沸并温烫过茶杯，带皮生姜洗净，切成末或者磨成姜泥，备用。
2 用250克的热水冲泡茶包，静置约3分钟后取出茶包，放入姜末，加少许黑糖搅拌均匀即可。如果添加蜂蜜，需要等茶水晾温再放。

TIPS

姜有强烈的刺激性，所以患有痔疮、充血性眼疾以及体质燥热的人，不宜多吃。

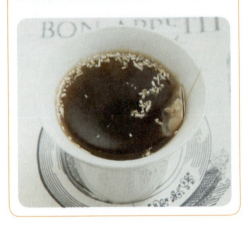

莲子 通畅气血

莲子性平，味甘、涩，归脾、心、肾经，能补五脏不足、通畅气血。《本草纲目》记载莲子有治疗赤白浊、带下、崩中等功效，中医用于治疗女性月经过多、白带过多。莲子、桂圆、红枣三者搭配，还能改善皮肤干燥和粗糙，美容养颜。

桂圆莲子红枣羹

材料 莲子50克，桂圆肉、红枣各30克。

调料 冰糖10克。

做法

1 莲子洗净，浸泡，去心；桂圆肉洗净；红枣洗净，去核。
2 莲子、桂圆肉、红枣一同放入砂锅内，加适量水烧开，小火炖至莲子熟烂，加冰糖煮至化开即可。

TIPS

莲子不易消化，食用过量容易引起便秘等症状，每日食用量以30~50克为宜，莲子心每日3克为宜。

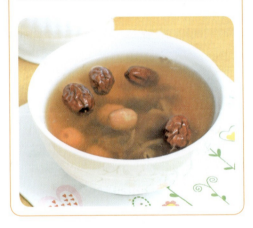

红枣 多方面养护子宫健康

红枣性温，味甘，归脾、胃、心经。女人由于生理周期，容易气血虚，红枣具有滋阴补阳的功效，燕麦有助于促进卵巢分泌激素，黑豆又养肾，三者搭配做成豆浆补肾、养卵巢、补血，可从多方面养护子宫健康。

红枣燕麦黑豆浆

材料 黑豆50克，红枣30克，燕麦片20克。
调料 冰糖适量。
做法
1. 黑豆用清水浸泡8~12小时，洗净；燕麦片淘洗干净；红枣洗净，去核，切碎。
2. 将上述食材一同倒入全自动豆浆机中，加水至上、下水位线之间，按下"豆浆"键，煮至豆浆机提示豆浆做好，过滤后依个人口味加适量冰糖调味即可。

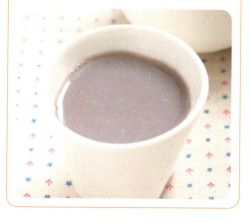

乌鸡 祛寒、缓解痛经

乌鸡性平，味甘，归脾、胃经。《本草纲目》记载，乌鸡是补五脏、养血补精、助阳的佳品；当归有祛瘀血、生新血的功能。二者搭配煮汤能改善血液循环，常用于调理闭经、痛经、血虚体弱等病症。

当归乌鸡汤

材料 当归10克，乌鸡半只。
调料 盐适量。
做法
1. 乌鸡处理干净，切块，用沸水汆烫，除去血水，捞出备用。
2. 将鸡块、当归放入炖锅中，加水没过食材，先用大火煮沸后小火炖至熟烂，加盐调味即可。

TIPS

感冒时多数人会发热、咳嗽、多痰，而乌鸡会生痰助火，生热动风，因此感冒的时候不宜喝此汤。

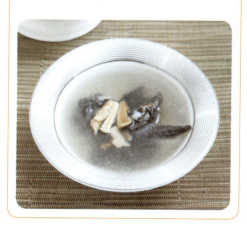

动起来，轻松养护子宫

改善月经不调的运动

提臀

功效： 改善月经不调和痛经。

动作： 平躺后，两腿分开，与肩同宽，屈膝约呈90度角，双手自然放在胯部两侧，掌心朝下（见右图①）。

吸气的同时慢慢抬起臀部，肩不要离地，当臀部提到最大限度时，收紧臀部，同时向其施力（见右图②）。保持这个姿势一段时间，然后呼气并放下臀部，如此反复做20次左右。

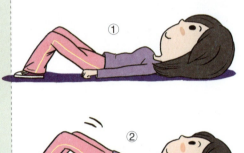

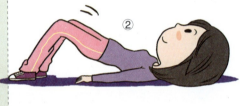

坐式转体

功效： 通过刺激上腹肌肉来增强肝脏、肾脏和肠胃功能，从而起到锻炼生殖器官的作用。

动作： 端坐，挺直腰身，两腿前伸。左腿向前平伸，右腿提起，放于左腿上方，呈单侧盘腿状，右手置于臀后，支撑住地面（见左图①），左手握住右腿小腿外侧并使右膝向外倒。

吸气的同时向右转体，头部也跟着身体向右后方旋转，目视身后（见左图②），保持此姿势20秒。再反向做同一动作，左右重复5次。

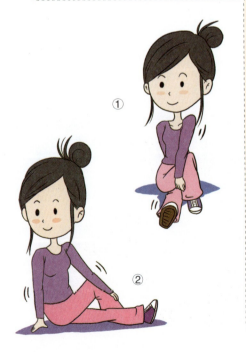

预防和缓解痛经的运动

蝶式

功效：缓解痛经。该动作可促使骨盆扩张，让血液更顺畅地流入盆腔内，长时间坚持有助于缓解痛经，对女性生殖器官的机能也有促进作用。

动作：脚掌相对，两手紧握脚掌。放慢呼吸节奏，同时弯曲上身，头部尽量埋于两膝间，极力伸展腰背（见右上图）。

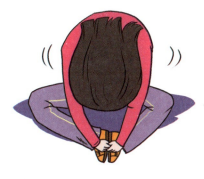

祛除寒证的运动

梨式

功效：锻炼平时缺乏运动的肌肉，促进血液循环。将心脏置于身体下方，有助于火气上升，可有效缓解寒证。

动作：平躺，背部抵住地面，两手托住腰部，吸气的同时将双腿向上抬起。此时，两肘支撑住地面，有助于双腿前翻（见右图）。

维持此姿势1分钟，同时进行腹式呼吸。呼气，同时将臀部和腿部缓缓放下。

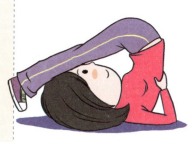

俯身抬腿式

功效：刺激腰部肌肉、促进血液循环、缓解小腹寒痛。血液聚于小腹有助于提高生殖机能。

动作：俯卧于地，两腿并拢、紧绷，双臂分别置于大腿两侧。

吸气的同时抬起双腿，注意，双腿要绷直（见左图）。

维持此姿势5秒后慢慢呼气，同时将腿放下。

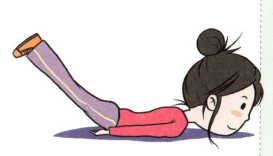

专题 马大夫问诊室

备孕女性问：子宫有记忆功能吗，流产是不是和子宫记忆功能有关系？

马大夫答：很多人认为子宫有记忆功能，网上也有这种说法，但是这种说法是没有任何科学依据的。怀的胚胎好不好，是受受精卵质量、子宫内外环境等因素的影响，唯独不会是因为子宫记住哪次没怀好。这种说法其实是个备孕误区，子宫其实没有记忆功能。如果在确认已经扫除影响受孕的危险因素后，就应该放心大胆地去准备怀孕，而不是去想子宫有没有记忆功能。

备孕女性问：怀孕概率与子宫前位或后位有关吗？

马大夫答：子宫前位容易受孕，子宫后位不容易怀孕，其实不是绝对的，子宫后位的受孕概率和子宫前位是一样的。

子宫后位如果不伴有其他症状或不适，多半是生理性的，不用担心，不需要任何治疗，没有一个人会因为子宫后位去做手术，受孕率也不受影响，绝大多数是可以顺利怀孕的，而且生完宝宝后也不会对身体产生影响。如果是子宫直肠陷窝粘连导致子宫后位，就会伴随深部性交痛、痛经、白带过多、小腹疼痛、腰酸背痛、不孕等。子宫直肠陷窝粘连可以通过腹腔镜检查确诊。

备孕女性问：听说有吃了会容易怀孕的营养品，这是真的吗？

马大夫答：市面上出现了各种各样的营养品，声称服用后更易怀孕。个人并不推荐备孕女性服用这类营养品。过量摄入营养品会产生一定的不良反应，并且容易产生依赖性。健康的做法就是从各种天然食物中摄取不同的营养物质。

Part 3

壮壮的精子
是爸爸送给宝贝的见面礼

怀孕生子不是女人一个人的事儿,现在越来越多的不孕不育情况,会要求男方先去检查一下精子质量。男性的精子关乎着下一代的成长,但是如何判断男性生育能力强弱呢?如何让自己的精子保持高质量水平呢?

健康的精子是好孕的关键

精子产生的条件很苛刻

精子虽然很小，但是它的产生条件非常苛刻。

1. 需要足够的营养。精原细胞分裂演变成精子需要大量的营养物质，特别是被称为人体"建筑材料"的蛋白质。

2. 需要低温环境。精子的成长要求阴囊内的温度比体温最少低1℃，而睾丸里的温度比体温要低0.5~1℃，否则精子的生长就会终止。

3. 需要一定的时间。精子从产生到成熟需要3个月的时间。

知道了这些条件，我们就知道应该怎么做了。为了生个聪明健康的宝宝，备育男性就应该做到以下几点：

提前3个月戒烟、戒酒；保证每天进食足够的食物，保证营养；不能长期节欲，成熟超过7天的精子会大量死亡，长期分居的夫妇第一次同房是没用的；同房时应该充分兴奋，液体多了，精子的前进会更顺利。

世界卫生组织规定的精液正常标准

液化时间与颜色	室温下，60分钟以内颜色为均匀的灰白色
精液量	2.0毫升或更多
pH	7.2~8.0
精子密度	≥ 20×10^6/毫升
精子活动力	射精后60分钟内，50%或更多具有前向运动（即A级和B级），或25%或更多具有快速前向运动（A级）
正常精子形态	≥ 15%

异常精子的分类

少精子症	精子密度低于 20×10^6/毫升
弱精子症	（A级+B级）精子低于50%
畸精子症	正常精子形态小于15%
少、弱、畸精子症	三种均明显异常
无精子症	所射精液中无精子
无精液症	不射精

精子异常会引起男人"流产"

怀孕需要精子和卵子相结合才能发生，而胚胎的诞生，精子和卵子各占一半功劳，精子为胚胎提供了50%的基因。精子并非只在受孕时发挥作用，精子基因所起的作用一直伴随着胚胎发育的整个过程，受孕只能算作精子的前期工作。

精子异常，如数量异常、结构异常、基因突变或精液质量降低，这些情况并不妨碍精子和卵子的结合，女性也能够正常怀孕，但是到了怀孕中晚期，如果精子不健康，精子基因的晚期效应不正常，胚胎的发育就会停滞，从而发生死胎现象。

少精、弱精极易被忽视

少精、弱精往往会被患者忽视，因为这类患者大部分会在怀孕后才出现问题。最容易被忽视的一个原因是，也许备孕夫妻在婚检和孕检时，男方的精子数量基本趋于正常，但在备孕的过程中，由于各种不良因素而影响了精子的数量。

马大夫好孕叮咛

精子质量不好会导致胚胎质量差

如果备育男性精子质量不好，精子数量少，精子活力差，畸形多，均会导致胚胎质量不好，出现流产、死胎、胎儿畸形，早产的概率也很高。

拼颜值，精子长相好看更易受孕

精子想要跟卵子约会也要看长相？那是当然，"帅哥"谁都喜欢，容貌关过了才能约会成功，进入下一步孕育阶段。

在显微镜下面，所有的精子看起来都跟小蝌蚪很像，但实际上，根据生物学的研究来看，每一个精子都是不一样的。

长相好看的精英精子受孕率会高许多

正常男性在每次性生活中射出的精子数以千万计，然而这么多的精子，真正能到达女性输卵管壶腹部获得与卵子接触机会的精子往往只有极少数精英精子。由于卵子及女性生殖道中存在各种选择机制，最后通常只有一个精子与卵子结合，完成受精。到底哪一个精子能受精，目前的研究尚无法做到准确预测。但是，对那些接近受精的一批精子的特征做研究，发现精子的"长相"有一些规律可循。

研究发现，能穿透女性宫颈黏液的精子，被认为是具有受精潜能的精子，对这部分精子的形态特征进行分析，发现它们头部外形平滑、弧度规则、大体为椭圆形、长宽比为 1.5、顶体区占头部面积 40%～70%，尾部可有弯曲、但未成角折弯等。这样的精子被称为"正常形态"，受孕率会高许多。

> **马大夫好孕叮咛**
>
> **精子的形态与是否生育畸形后代之间没有必然联系**
>
> 每个男人体内都有"长相"不好的精子，生育力正常的男性，精子正常形态率才 15%~25%。但精子的形态与是否生育畸形后代之间没有必然联系，也就是说体内有畸形精子的男士生出来的孩子并不一定就畸形。但是，好的精子形态却与怀孕概率有直接关系，所以，必须果断屏蔽生活中容易伤害精子"容颜"的因素。

从男人外表和日常生活看精子质量

男性大肚腩，精液可能有问题

不是每个男人都能拥有清晰分明的六块腹肌，但大肚腩的人精液可能真有问题。荷兰研究者发现，腰围超过 40 英寸（约 102 厘米）的男性精子浓度较低，正常运动的精子计数较少。研究者认为，腹部承载过多的重量会妨碍性激素的释放以及精子的生成和发育。

相貌平平的男性精液质量反而更好

西班牙和芬兰的研究者发现，与俊朗的男性相比，相貌平平的男性精液质量反而更好。研究者用"权衡假说"理论来解释了其中的原因，即男性投入到生殖资源的能量是固定的，如果一个男性把更多的资源用于精液生成，那么他用于外貌特征的资源就会减少。

爱吃鱼的男人精子质量好

爱吃鱼的男人精子质量好，这是哈佛大学研究者发现的。研究指出，鱼肉对精子具有保护作用，经常吃鲑鱼、金枪鱼等深海鱼的男性精子浓度要比普通人高65%。鱼肉中含有的ω-3脂肪酸对精子的生成起到了促进作用。

爱穿宽松内裤的男性精子活动能力更高

英国学者发现，穿宽松内裤的男性其精子活动能力更高。精子的运动能力非常重要，游动速度缓慢的精子很难到达输卵管，也就无法成功怀孕。宽松内裤可以降低阴囊温度，改善精液质量。

坚持体育锻炼的男性精子浓度更高

哈佛大学的研究者发现，坚持体育锻炼的男性其精子浓度要比未锻炼的男性高出73%。这是因为经常性的锻炼能防止自由基对精子造成损害。研究者还发现，与不看电视的男性相比，每周看电视超过20小时的男性其精子浓度要比前者低44%。

说话声音柔和平缓的男性精液浓度更高

尽管女性认为说话声调较低的男性更具有吸引力，但说话声音柔和平缓的男性精液浓度更高。澳大利亚西澳大学的研究者认为，睾酮含量高会让声音低沉，但睾酮含量过多会抑制精子生成。

较少使用塑料容器的人精子好

日常生活中，较少使用塑料容器的人精子好。丹麦学者认为，双酚A会影响附睾中雄激素和雌激素的活性，从而阻碍了精子的正常发育。

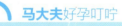
马大夫好孕叮咛

精子不会随着年龄增长而老化

卵子会随着年龄增长而逐渐老化，但与卵子不同的是，精子在男性出生后可以不断增殖，不断更新，所以男性不必担心精子会像卵子一样，随着年龄的增长而逐渐老化。

精子很脆弱，备育男性要精心呵护

温度过高、过低都会影响精子活力

精子在35.5~36℃的恒温条件下才能产生与发育，高温和寒冷环境都会严重影响其质量。研究表明，低温作用后，异常超微结构的精子显著增加，会干扰精子的产生和活力。高温使睾丸温度高于精子生长发育的生理温度，严重影响了生精细胞的功能，同时引起睾丸发生代谢及各种生化与免疫反应，导致生精微循环的改变，使精子通过附睾的速率加快，成熟减缓，最终导致睾丸生精障碍，出现精子形态异常，精液质量下降，或精子在睾丸中大量死亡，甚至会出现睾丸萎缩。

马大夫好孕叮咛

想当爹的请远离桑拿浴

桑拿浴能够使血液循环加快，使全身各部位肌肉得到完全放松。因此，不少男性喜欢泡桑拿，以解除疲劳。然而频繁泡桑拿可能造成不育。精子必须在相对低温条件下才能正常发育。一般桑拿浴室温可达40℃以上，会严重影响精子的生长发育，导致弱精、死精等病症。因此，对于想要宝宝的男性，不要经常洗桑拿。

高频振动使精子不易成熟

对从事持续剧烈震动操作人员的精液检查结果表明，该人群患有无精症、少精症、弱精症、畸形精子症的概率较高。研究表明，持续剧烈震动可致使自主神经功能、免疫功能、内皮细胞的内分泌功能异常，而这些功能的异常均可能影响到生殖功能，直接导致精子的成熟障碍等。

电磁辐射易使精子畸形

睾丸是人体中对电磁辐射最为敏感的组织器官之一。过多使用手机能降低精子数量、活力，增加畸形精子。微波可通过热效应损害生精细胞，影响睾丸的内分泌功能，造成精子畸形率增高，质量下降。

孕前，这些杀精的食物不要碰

多食动物内脏会导致不育

研究者曾在动物内脏，尤其是牛、羊、猪内脏中发现重金属镉，而镉会导致不孕不育。为了保险起见，备育男性要适量吃动物内脏，每周吃不超过两次，每次不超过50克即可。

多食肉制品和脂肪含量高的乳制品会影响精子的质量和数量

肉制品在腌制和加工过程中会产生亚硝酸盐。亚硝酸盐是导致身体疲劳、引发癌症的重要因素。肉制品在加工过程中的卫生状况也令人担忧。备育男性大量食用加工肉类、脂肪含量高的乳制品等，会使有害物质集聚在体内，影响精子的质量和数量。

过多食用芥菜可影响性激素分泌

芥菜能利水化痰、解毒祛风，有消肿醒酒的功效。但经常食用或过量食用芥菜，可抑制性激素的分泌，可能影响生育能力。

烧烤油炸食物会影响精子的生成

烧烤油炸食物含有致癌物丙烯酰胺，影响睾丸生成精子，会导致男性少精、弱精。油炸食物中的重金属镉还会直接对精子产生毒性，影响胚胎的质量，严重的还会导致畸形胚胎。

需要注意的是，这里所谓的烧烤食物是指用炭火烧烤的食物，而不是烤箱烤制的，烤箱烤制是一种健康的烹饪方法。

吃些壮精的食物吧

番茄红素可增加精子数量、提高精子活力

对于备孕的夫妻来说,备孕女性的身体固然重要,但备育男性的身体好了,怀孕也会更加容易。可以试试用番茄红素调理备育男性的身体。

番茄红素属于胡萝卜素类,是植物中所含的一种天然色素,因最早从番茄中分离制出而得名。经实验结果表明,番茄红素不良反应较少,适合长期服用。

印度科学家最先发现番茄红素与精子数量有关系。他们发现不育男性的体内番茄红素的含量偏低,同时番茄红素还与精子的形态以及活力有关。

接受试验的男性年龄为23~45岁,存在的问题是长期不育。参加试验者每天服用两次番茄红素,每次2毫克,服用番茄红素3个月后,精子的数量和活力均有了明显改善,其中73%的人精子活力提高,63%的人精子形态改善。

番茄红素的效果不能说不明显,但也不是100%有效,没有效果的27%的人群可能还存在其他原因。

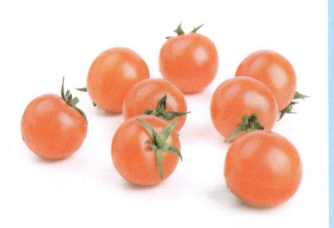

人体自身无法合成番茄红素,只能从番茄等食物中摄取。圣女果中富含番茄红素,且其维生素含量是普通番茄的1.7倍。

马大夫好孕叮咛

食用番茄的注意事项

番茄不能与肝素等抗凝血药物同食,因为番茄中含有维生素K,它是一种促进凝血的物质,与抗凝血药物同服会大大削减药效,对疾病的治疗不利。

服用新斯的明或加兰他敏等抗过敏药物时不要食用番茄,因为番茄中的营养物质会对这些药物产生影响,引发不良反应。

未成熟的番茄不要食用,因为其中的番茄碱含量较高,食用后可能出现恶心、呕吐、胃痛等不适症状,一次食用过多还可能食物中毒。

可以提高精液质量的天然维生素 E

不少夫妻长期不孕,原因就是精液质量不佳。此时,不妨补充点天然维生素 E。天然维生素 E 直接存在于精子体内而非精浆中,可以使精子免受氧化,从而避免形态损伤,对保护精子的正常形态和活力起到了很重要的作用,提高了精子的成活率,降低了精子的畸形率。

果蔬中富含维生素 E,每天食用 300~500 克蔬菜和 200~350 克水果可助好孕。

如何服用效果更佳

维生素 E 的每天推荐用量为 100~200 毫克,备育男性可以每天早晚各服 1 片 100 毫克规格的维生素 E 片。

备育男性可以将维生素 E 和蜂蜜同服。因为蜂蜜中含有大量的植物雄性生殖细胞——花粉,它含有一种和人垂体激素相仿的植物雄激素,有明显的活跃男性性腺的生物特征,且蜂蜜的糖分易被吸收,对精液的形成十分有益;而维生素 E 又能够刺激男性精子的产生。

马大夫好孕叮咛

警惕服用维生素 E 过量

尽管维生素 E 对人体有许多好处,但绝不能随意服用,需遵医嘱。滥用维生素 E 对身体不仅无益,而且可能有害。长期大剂量服用会有潜在毒性,可能出现恶心、呕吐、眩晕、视力模糊、胃肠功能及性腺功能紊乱等症状。如果长期每天服用 200~600 毫克的大剂量,还会诱发血栓性静脉炎、肺栓塞、下肢水肿、免疫力下降等问题。

某些激素类药品可用于治疗少精

氯米芬、人绒毛膜促性腺激素——这些似乎是备孕女性专用的药品,常用于备孕女性诱导排卵。但是很少有人知道,它们还可以用于治疗备育男性精子过少。

当备育男性每次射精量少于 1 毫升,或者每毫升精子数量少于 2000 万个,想生育宝宝很困难。这种情况下,中医通常用中成药进行调理,例如六味地黄丸、桂附地黄丸等。而西医则会使用女性常用的激素类药品来调理,比如氯米芬、人绒毛膜促性腺激素等。这些药品主要作用于男性下丘脑,促进男性促性腺激素的释放,使睾丸制造精子的功能旺盛,于是精子的数量增加、活力加强。

蜂蜜有助于精液的形成

蜂蜜是一种富含植物雄性激素的食品,很适合备育男性食用。蜂蜜是蜜蜂采集大量花粉酿造而成的产物,而花粉就是植物的雄性器官,花粉经过蜜蜂的酶作用后,里面含有大量的植物雄性激素,这种激素与人的垂体激素相仿,有明显的活跃性腺的生物特征,而男性的精子就是在垂体激素的控制下产生的。而且蜂蜜所含的糖易被吸收入血,对精液的形成十分有益。如果再同时补充维生素E(维生素E能够刺激男性精子的产生),效果会更好。

"伟哥"不可靠,要靠营养素

"伟哥"是一种激素,用来治疗男性的阳痿。有些男士经常依靠服用"伟哥"来完成夫妻性生活,长期下去有百害而无一利。提高夫妻生活的质量,不能靠外界的激素来补充,而是必须提供身体必要的营养素,让身体自身来合成必要的物质。身体必要的营养素见下表所示。

营养素	功效
维生素A	一些医学专家研究证实了男性精子发育不成熟的部分原因与缺乏维生素A有关。男性若缺乏维生素A,会使睾丸萎缩、精子发育不良、影响生殖机能、对性生活失去热情
B族维生素	B族维生素是三大营养物质能量转换的必要物质。没有足够的B族维生素的参与,能量的转换将发生障碍,没有了能量,要想达成持久的夫妻性生活也是不可能的
维生素E	维生素E又称生育酚,与生育功能有关,因为维生素E能保持细胞的活性。维生素E可促进男性性激素的分泌,增加精子的数量,增强精子的活力,帮助维持生殖机能
蛋白质	激素的合成必须有足量且均衡的优质蛋白质,如果缺少就不能合成相应的激素,也就不能保证有足够的性冲动
锌	充分地摄取锌能让性能力提高,如果锌的摄取不足,会使性能力衰弱。男性的前列腺中含有丰富的锌,前列腺与性激素的合成有关,它能让精子更具活力,这就是为何锌又被称为"性矿物质"的原因

有助于壮精的食谱

枸杞猪腰粥

材料 猪腰50克,枸杞子10克,大米100克。

调料 葱末10克,姜末5克,盐2克,鸡精1克,料酒5克,香油3克。

做法

1. 猪腰切开,去净筋膜,用清水浸泡去血水,洗净,切小丁;枸杞子洗净浮尘;大米淘洗干净。
2. 锅置火上,倒入适量清水烧开,放入大米小火煮至八成熟,加猪腰丁、葱末、姜末煮至米粒熟烂,加枸杞子略煮,加盐、料酒和鸡精调味,淋上香油即可。

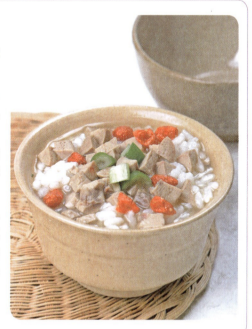

韭菜炒鸡蛋

材料 韭菜150克,鸡蛋3个。

调料 盐适量。

做法

1. 把韭菜择洗干净,沥水,切成段,放入大碗内,磕入鸡蛋液,放盐搅匀。
2. 净锅置火上,放花生油烧热,倒入韭菜鸡蛋液煎炒熟即可。

功效 韭菜又叫起阳草、懒人菜、长生韭等。韭菜不仅能增加胃肠蠕动,具有促进食欲、杀菌和降低血脂的作用,还具有助性的作用。韭菜子为激性剂,有固精、助阳、补肾等作用,能增强性欲。

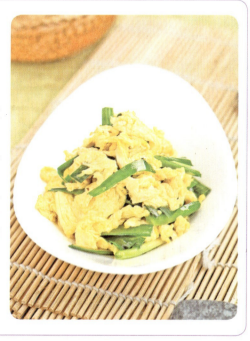

鹌鹑杏仁粥

材料 鹌鹑肉、大米各100克，桂圆15克，杏仁10克。

调料 姜末、料酒、酱油、盐各适量。

做法

1. 鹌鹑肉洗净，切块，加料酒、酱油腌渍入味；大米洗净，浸泡30分钟。
2. 锅置火上，加清水烧沸，放入大米、桂圆、姜末、鹌鹑块、杏仁，大火煮沸后转小火熬至粥熟，加盐调味即可。

功效 鹌鹑肉能温肾助阳；杏仁可固肾壮阳、增强体力；桂圆能壮阳益气、养血安神。三者搭配食用，具有补肾生精的功效。

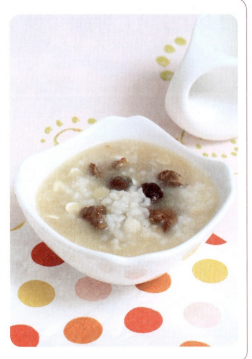

枸杞羊肾粥

材料 净枸杞叶250克，新鲜羊肾50克，羊肉、大米各100克。

调料 葱白40克，盐少许。

做法

1. 新鲜羊肾剖洗干净，去内膜，切丁；羊肉洗净，切碎；用枸杞叶煎汁去渣。
2. 将煎出来的汁液加羊肉、羊肾、葱白、大米和适量沸水一起煮开，待粥熟后，加入盐调味，稍煮即可。

功效 此粥具有补肾气、益精髓的功效，适用于肾虚劳损、腰膝酸软、足膝痿弱、消渴、尿频、肾虚阳痿、早泄遗精、遗尿等症。

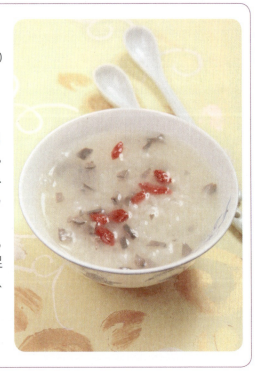

核桃仁炒韭菜

材料 韭菜250克,核桃仁60克。
调料 盐适量。
做法

1. 将韭菜去除杂质,冲洗干净,切成段。
2. 锅中倒入适量植物油烧至六成热,下入核桃仁炒熟,放入韭菜段和核桃仁一起翻炒,加适量盐调味,稍翻炒即可。

功效 韭菜性温,味辛,具有补肾起阳的作用,被称为"壮阳草";核桃可补肾壮阳。此菜品适合慢性肾炎、腰膝酸软、阳痿、遗精滑精者食用。

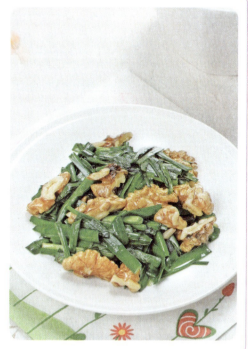

孜然羊肉

材料 羊里脊肉500克。
调料 孜然粉、胡椒粉、料酒、盐、面包糠各适量。
做法

1. 羊里脊肉洗净,切成略厚的片,加料酒、盐腌渍10分钟以上。
2. 锅内倒油烧至七成热,将羊里脊肉裹上面包糠,下锅炸至发白,捞出。
3. 锅中留油烧至五成热,放入胡椒粉、孜然粉稍翻炒,加适量水,放入羊肉片不断翻炒,待汤汁收干即可(可撒香菜)。

TIPS

烹调羊肉前,把其切成块后放入锅中,加入适量米醋和水,煮沸后捞出烹调,可以去掉羊肉的膻味。

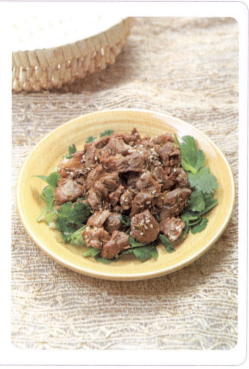

> 专题 | 马大夫问诊室

备孕女性问：性冷淡会导致不孕不育吗？

马大夫答：这是不争的事实，因为性生活是怀孕的首要前提。想要怀个健康的宝宝，偏偏因为性冷淡而没有性生活，因此错失怀孕机会。

性冷淡除了身体原因，心理原因也是重要因素。对女性而言，如果自己主动提出性要求是件尴尬的事情，有时好不容易鼓起勇气提出性要求，又遭到男方残忍拒绝。对男性而言，除了面对社会的各种压力，还要肩负起家庭的责任，苦恼烦闷无处诉，甚至会出现"唯妻勃起功能障碍"现象。

想要改变这一现状，除了夫妻有坚定不移的感情，还要有无论如何都要一起面对、无论发生什么都要一起走下去的决心。对方不理解时，如果选择默默忍耐而不去进行沟通，夫妻间的距离会越来越远，就有可能出现性冷淡等各种问题。因此，为了让宝宝早日到来，夫妻双方必须营造和睦温馨的家庭氛围。

备育男性问：如果精囊因为年龄增长而出现老化现象，精子质量会跟着下降吗？

马大夫答：答案是否定的。评判精子质量通常从直线移动速度和运动能力两方面来进行。对于精子而言，为了能够最终与卵子相遇并完成受精，需要具备一定的直线移动速度和运动能力，然而这两方面不会随男性年龄的增长而出现较大改变，所以精子质量不会随精囊老化而出现质量下降的情况。

研究发现，20岁男性的精子与40岁男性的精子相比，在等待妊娠时间方面并无较大差别。虽然六七十岁的男性精子质量有所下降，但与女性相比，精子质量依旧相对维持在一定水平之内。由此看出，年龄增长对精囊功能的影响相对较小。

Part 4

备孕女性要调养好病症
为好孕扫清障碍

夫妻双方只要把生孩子的事儿正式提上日程，就需去医院做个全面的检查，一旦发现问题，可以有时间进行干预治疗。大多数育龄女性会受到至少一种常见妇科病的困扰，这些疾病有时候会影响生育能力，但只要注意调养，大都会恢复生育能力。

孕前必须做一次全面体检

忽略孕前检查是造娃最大的风险

有些女性怀孕前月经很正常，平时基本没什么身体异常表现，但怀孕后会引起胚胎停育。从医学上讲，有很多疾病的症状是不明显的，但在怀孕后可能会影响胎宝宝的生长发育。比如优生五项（TORCH）病毒感染会引起胎宝宝畸形的发生。因此，备孕夫妻孕前一定要做检查。健康的宝宝需要夫妻双方共同努力，我们的目标不只是怀上，更要母婴健康。

有一部分备孕夫妻因为不了解孕前检查或嫌麻烦，或者错过检查的时间等原因而没有进行孕前检查，还没有确定身体状况是否适合怀孕，宝宝就悄然来临。这时也不要过分担心，因为从怀孕到分娩，准妈妈还要做大大小小的各种产检，到时千万不要再错过了。

可乐妈经验谈

孕前检查挂什么科

一般只要去医院的导医台咨询一下，就可以知道挂哪一科了。有些医院还专门设立孕前检查专科门诊，专门提供孕前检查服务。也有些医院会把孕前检查设在内科，而有的医院会把孕前检查设在妇科或计划生育科。不同的医院有不同的规定，最好先到医院导医台进行详细询问再排队挂号，以免浪费精力，耽误检查时间。

孕前检查不能用婚前检查代替

婚前检查是指结婚前，对男女双方进行常规体格检查和生殖器检查，以便发现疾病。需要注意的是，不能以为婚前检查过关就不用做孕前检查了。孕前检查基本上可以涵盖婚前检查的内容，如体格检查、妇科生殖器检查、慢性疾病检查等，而血液、染色体等可以排除女性病毒感染、男性染色体平衡异位的检查项目，则是婚前检查中没有的。

此外，很多新婚夫妇由于各种原因，婚后并没有马上要小孩。夫妻俩在婚检时一切正常，但到妻子怀孕时往往已间隔了一段时间，此时，夫妻俩的身体状况已发生了变化，应到医院做孕前检查。有些孕妇查出问题时已到了妊娠晚期，保胎还是引产，往往进退两难。如能在孕前进行全面检查，就可以避免不必要的麻烦了。

备孕女性孕前常规检查

检查项目	检查内容	检查目的	检查方法	检查时间
身高体重	测出具体数值，评判体重是否达标	如果体重超标，最好先减肥，调整到正常范围	用秤、标尺来测量	怀孕前1个月
血压	血压的正常数值：收缩压＜140毫米汞柱 舒张压＜90毫米汞柱	怀孕易使高血压患者血压更高，甚至会威胁准妈妈的生命安全	血压计	怀孕前3个月
血常规血型	白细胞、红细胞、血沉、血红蛋白、血小板、ABO血型、Rh血型等	是否患有贫血、感染等，也可预测是否会发生血型不合	静脉抽血	怀孕前3个月
尿常规	浊度、尿色、尿比重、酸碱度、白细胞、亚硝酸盐、尿蛋白、葡萄糖、酮体、尿胆原、尿胆红素、红细胞等	有助于肾脏疾病的早期诊断，有肾脏疾病的女性需要治愈后再怀孕	尿液检查	怀孕前3个月
生殖系统	通过白带常规筛查滴虫、真菌感染等尿道炎症以及淋病、梅毒等性传播疾病，有无子宫肌瘤、卵巢囊肿、宫颈病变等	如患有性传播疾病、卵巢肿瘤及影响受孕的子宫肌瘤，需先彻底治疗再怀孕	阴道分泌物、宫颈涂片及B超检查	怀孕前3个月
肝肾功能	包含肝肾功能、乙肝病毒、血脂等	肝肾患者怀孕后可能会加重病情，导致早产	静脉抽血	怀孕前3个月
口腔	是否有龋齿、未发育完全的智齿及其他口腔疾病	怀孕期间，原有口腔隐患易加重，会影响胎儿的健康。口腔问题要在孕前解决好	口腔检查	怀孕前3个月

备孕女性孕前特殊项目检查

检查项目	检查目的
乙肝病毒抗原抗体检测	乙肝病毒可以通过胎盘引起宫内感染或者通过产道引起感染,会导致宝宝成为乙肝病毒携带者,做此项检测可让备孕女性提早知道自己是否携带乙肝病毒
糖尿病检测	备孕女性怀孕后会加重胰岛的负担,可能会出现严重并发症,因此备孕女性要做包括空腹血糖检测,必要时进行包括葡萄糖耐量试验在内的检测
遗传疾病检测	为避免下一代有遗传疾病,备孕夫妻有一方有遗传病史要进行相关检测
ABO 溶血检查	当备孕女性有不明原因流产史或二孩妈妈的血型为 Rh 阴性,丈夫血型为 Rh 阳性,应该检测有无抗体生成
优生五项检查	检查备孕女性是否感染弓形虫、风疹病毒、巨细胞病毒、单纯疱疹病毒以及其他病毒,备孕女性一旦感染这些病毒,就会引发流产、死胎、胎儿畸形、先天智力低下、神经性耳聋等症状
染色体检查	检查备孕女性是否患有克氏征、特纳氏综合征等遗传疾病及不孕症

马大夫好孕叮咛

孕前要治愈痔疮

孕前必须治愈痔疮,因为女性怀孕后分泌的激素易使血管壁的平滑肌松弛,增大的子宫压迫腹腔的血管,会使原来的痔疮加重,或出现新的痔疮。

预防和治疗痔疮要从生活细节做起。合理饮食,少食多餐,避免吃辛辣等刺激性食物。注意肛门局部清洁,每天还可按摩肛周组织 3~4 分钟。避免久坐,每天有意识地进行 3~5 次提肛运动。

备育男性检查项目

检查项目	检查目的
血常规	检查有无病毒感染、白血病、组织坏死、败血症、营养不良、贫血、血型等
血糖检查	是否患有糖尿病
血脂检查	是否有高脂血症
肝功能	检查肝功能是否受损，是否有急（慢）性肝炎、肝癌等肝脏疾病
肾功能	检查肾脏是否受损、是否有急（慢）性肾炎、尿毒症等疾病
内分泌激素	检查体内性激素水平
精液	检查预知精液是否有活力或者是否少精、弱精。如果少精、弱精，则要从营养上补充，并戒除不良生活习惯，如抽烟、酗酒、穿过紧的内裤等
男性泌尿生殖系统	检查是否有隐睾、睾丸外伤、睾丸疼痛肿胀、鞘膜积液、斜疝、尿道流脓和是否动过手术等情况，对下一代的健康影响如何
传染病	如果未进行体格检查或婚检，那么梅毒、艾滋病等传染病检查也是很有必要的
全身体格	全身检查及生育能力评估

孕前检查别忘了口腔

雌激素会加重口腔问题

在孕期，准妈妈雌激素迅速增加，免疫力降低，牙龈中的毛细血管会增生，血管的通透性增强，牙周组织变得更加敏感，会加重口腔问题，有些以前没有口腔问题的准妈妈可能也会患口腔疾病。

口腔有问题不利于胎宝宝发育

由于怕影响胎宝宝，准妈妈即使牙疼也不敢吃药，只能强忍着，心里特别烦躁，饭也不能好好吃。而准妈妈的心情、营养摄入都会影响胎宝宝的生长发育。并且，孕期口腔问题有产生畸形儿、流产的风险，还会引发早产或导致新生儿低体重。因此，备孕女性最好在孕前解决口腔问题。

孕前口腔检查避免孕期口腔疾病

孕前口腔检查主要包括对牙周病、龋齿、冠周炎、残根、残冠等的检查。最好能洗一次牙，把口腔中的细菌去除掉，确保牙齿的清洁，保护牙龈，避免孕期因为牙菌斑、牙结石过多而导致牙齿问题。需要注意的是，如果男性患有牙周炎，也会影响精子质量，所以备育男性也要做好口腔检查。

孕前必须治疗的口腔疾病

检查项目	检查目的
牙周病	孕期牙周病越严重，发生早产和新生儿低体重的概率越大。怀孕前应消除炎症，去除牙菌斑、牙结石等局部刺激因素
龋齿	怀孕会加重龋齿的症状，孕前未填充龋洞可能会发展至深龋或急性牙髓炎，剧痛会令人夜不能寐。而且准妈妈有蛀牙，宝宝患蛀牙的可能性也很大
阻生智齿	无法萌出的智齿上如果牙菌斑堆积，四周的牙龈就会发炎肿胀，随时会导致冠周炎发作，甚至会出现海绵窦静脉炎，影响孕期健康
残根、残冠	如果孕前有残根、残冠而未及时处理，孕期就容易发炎，出现牙龈肿痛。应及早治疗残根、残冠，或拔牙，或补牙，以避免孕期疼痛

高龄女性特别需要做哪些孕前检查

全身及妇科检查

全面了解高龄女性的既往病史，对分娩过缺陷儿者，详细了解其发生、发展及治疗过程，母体有无内外科疾病、孕期感染、不适当用药、孕期并发症、遗传因素等。全面了解高龄女性当前的健康情况，包括营养、发育、有无贫血、高血压病、肾炎、肝炎、糖尿病等。

对遗传性疾病的细致检查

如高龄女性曾经生产过某些智残的婴儿，再次怀孕会有一定的再现率，如唐氏综合征，再次怀孕仍有1%～2%的复发率。如上情况，再次怀孕时一定要做进一步的检查，以利于优生，夫妻双方应做染色体检查；如怀疑会患新生儿溶血病，应对夫妻二人进行血型分析；必要时女方应进行甲状腺功能、糖耐量试验，以排除内分泌疾患。

必须做卵巢功能检测

过了最佳生育年龄段后，女性卵巢功能开始衰退，会出现排卵障碍，影响正常的受孕和生育。同时，雌激素、孕激素也会减少，不足以维持良好的子宫内膜环境，使受精卵难以着床。因此，必须做卵巢功能检测。卵巢功能检测一般是检测来月经1～2天内分泌的生殖激素，通过查这些激素可以对卵巢功能做出评定。

备二孩需要做哪些孕前检查及监控

优生五项检查

如果备二孩妈妈已过生育的最佳年龄，各脏器功能减弱，产生畸形胎的概率要远远高于适龄女性，孕前检查必不可少。

对遗传性疾病的检查

对于以前有遗传性疾病的夫妻双方，怀二孩前的检查更是非常重要。即使大宝没有任何健康问题，但再怀孕仍然可能导致疾病的遗传。

子宫颈检查

子宫颈检查也是一个需要考虑的检查项目，最好将妇科内分泌全套检查及子宫检查都做了，这样才能保证二孩怀得安心、生得健康。

子宫问题的监控

高龄女性备孕二孩前一定要注意子宫检查，只有子宫健康才适合怀孕。尤其大宝是剖宫产的妈妈，二孩在孕33周以后，每周至少去医院产检一次，注意之前剖宫产的切口及胎宝宝的发育情况。

身体功能的监控

相对于年轻准妈妈，高龄准妈妈患妊娠高血压综合征和妊娠糖尿病的可能性会大一点。因此要对身体功能问题进行严密监控，防止妊娠高血压综合征和妊娠糖尿病对孕育二孩带来的危害。

特别重要的优生五项（TORCH）检查

鉴于有些病毒会对女性和婴儿造成伤害，所以优生专家倡议女性在怀孕前做一个病毒抗体检查，也就是所谓的优生五项检查。

· 弓形虫（Toxoplasma）
· 其他柯萨奇病毒、衣原体等（Other）
· 风疹病毒（RubellaVirus）
· 巨细胞病毒（CytomegaloVirus）
· 单纯疱疹病毒（Herpes Simplex Virus）

把这5种病毒的英文名称的首字母组合起来，就是TORCH。

之所以需要特别检查TORCH这几种病毒，是因为母体感染这几种病毒后，不会表现出特别的症状。一旦怀孕，这些潜伏的病毒对胎儿有极大的危害：孕早期，容易造成流产和胎停育；孕后期，容易导致流产或胎儿先天缺陷及发育异常。

TORCH检查之所以被称为"优生五项"，说明该检查与胎儿的优劣有密切关系，因此该项检查应当安排在孕前进行。若在孕前查出问题，可以有充分的时间调整。如果怀孕后查出问题，会使自己、家人及医生处于左右为难的境地。

TORCH病毒感染对胎儿的危害

◇ 弓形虫会引起胎儿脑内钙化、小脑积水；
◇ 柯萨奇病毒可致胎儿宫内感染和畸形；
◇ 衣原体感染可导致早产、围产儿死亡、婴儿猝死综合征；
◇ 风疹病毒会引起胎儿白内障、心脏畸形；
◇ 巨细胞病毒会引起胎儿小头畸形、脑内钙化；
◇ 单纯疱疹病毒会引起胎儿角膜结膜炎、皮肤水疱。
这些感染中，以风疹病毒感染最常见且危害最大。

早点远离月经不调

月经不调常见症状

1. 月经提前或推迟 7 天以上。
2. 月经周期未达 21 天或长达 37 天以上。
3. 月经周期正常,但月经量过多或月经来潮持续时间长。
4. 月经周期正常,但月经量过少或月经来潮持续时间短。
5. 月经来潮前或月经来潮时肋骨疼痛,小腹发胀,感觉身体忽冷忽热。
6. 经血呈紫黑色、猩红色或泔水状。
7. 血块与经血一起排出。经期中感觉恶心,并有呕吐症状。
8. 月经来潮的时间推迟,甚至不来潮。

 马大夫好孕叮咛

月经规律,才能排出好卵子

很多女性不能快速怀孕都跟月经不调或没有月经有关系。这是由于月经不调的女性想要预测排卵期相当困难,不排卵的概率也比常人高。月经不调可能由多囊卵巢综合征等常见的妇科疾病引起,这些疾病可能会造成不孕,需要检查治疗后再准备怀孕。

什么情况下必须治疗

当月经周期、持续时间、出血总量、经血颜色异于平日时,应到医院接受适当的检查。如果因月经推迟演变成闭经而导致不孕者,需要接受较长时间的治疗。因此,在月经来潮推迟或月经连续三个周期不来潮时,应及时接受专业治疗。

上述情况一般可采用短效口服避孕药的周期治疗,也可用中药治疗。此外,还可根据患者的情况选择不同的促排卵药物,以改善卵巢的功能或代替垂体及下丘脑的部分功能。

 马大夫好孕叮咛

月经不调不可小觑

月经周期不正常等月经不调者,怀孕的概率是比较低的。如果你符合上面一半或一半以上的情况就是月经不调了,甚至还可能有患多囊卵巢综合征的危险。

月经不规律，不仅仅是妇科的事

许多女性发生月经不调后，只是从子宫发育不全、急慢性盆腔炎、子宫肌瘤等妇科疾病去考虑，而忽视了其他原因。殊不知，许多不良习惯也可能导致月经不调。

情绪异常

有些女性一有什么事儿就胡思乱想，做决定的时候特纠结，心思重，爱生闷气。虽然自己也不想这样，可还是会过度焦虑，时常觉得压力大。

长期精神压抑、生闷气或遭受重大精神刺激和心理创伤，都可导致月经失调、痛经或闭经。这是因为卵巢分泌的激素受脑垂体和下丘脑的控制，情绪不稳定会影响"大姨妈"周期。所以备孕的女性要尽量保持心情愉快。

嗜好烟酒

烟雾中的某些成分和酒精可以干扰与月经有关的生理过程，引起月经不调。据调查研究发现，每天吸烟1包以上或饮高度数白酒100毫升以上的女性中，月经不调者是不吸烟喝酒女性的3倍。因此，备孕女性要戒烟戒酒。

起居无度

有的女性喜欢夜生活，经常半夜两三点才睡觉，一觉睡到第二天中午，或者经常出差，倒时差……这些不良的起居生活都会导致"大姨妈"错后甚至闭经。另外，如果经期受寒冷刺激，会使盆腔内的血管过分收缩，可引起月经过少甚至闭经。因此，备孕女性尤其需注意日常生活规律，避免劳累过度，经期要防寒避湿。

过度节食

有专家表明，女性过度节食，使得机体能量摄入不足，造成体内大量脂肪和蛋白质被耗用，致使雌激素合成障碍而明显缺乏，影响月经来潮，甚至经量稀少或闭经。因此，追求身材苗条的备孕女性尤其要注意，切不可盲目节食。

悦悦妈经验谈

夜猫族要注意规律作息

我是典型的夜猫族，晚上很晚才睡，并且"大姨妈"一直不规律。医生说要想怀孕，必须调好月经，建议我要调整好自己的作息时间。我听从了医生的建议，每天晚上尽量做到十点半前入睡，"大姨妈"果然规律了。

肥胖和月经不调相互影响

肥胖是每一位追求苗条身材女性的心头大患，而月经不调则是影响女性生活、工作、孕育的一大元凶。二者存在一定的关系，互相影响。

月经不调导致肥胖

研究表明，女性长期月经推迟或月经量少，甚至闭经，就很容易肥胖。中医认为，月经可以排出子宫内累积的毒素，建立新的循环；如果月经经常紊乱，体内毒素就会越积越多，最终诱发肥胖。

肥胖影响月经

很多胖姑娘都有爱吃甜腻食品、不爱运动、进食量过大等习惯，这些习惯会导致体内脂肪堆积过多，造成脂肪代谢和糖代谢障碍，进而影响到体内雌激素的分泌，最终导致月经不调。

肥胖与月经不调相互作用

女性肥胖的原因很大部分来自月经不调，而月经不调是由不良生活习惯导致的，不良的生活习惯引起肥胖，肥胖又引起月经不调，二者形成恶性循环，最终难以遏制。月经不调会引起和加重肥胖，而肥胖又会反作用于女性导致月经不调。

因此，如果你正在备孕，又是一个胖姑娘，就要养成良好的生活习惯，少吃甜腻的食物，每天坚持适量运动，把出轨的"大姨妈"找回来。

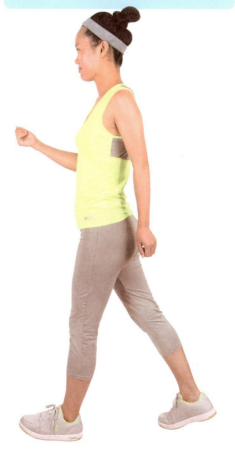

马大夫好孕叮咛

通过运动减肥预防多囊卵巢综合征

西医认为，引起不排卵的原因有很多，应找到根源，对症治疗。其中，多囊卵巢综合征被认为是不排卵的最主要原因，而引发多囊卵巢综合征的首要原因是肥胖，因此，体重在短时间内迅速增加者，应通过运动来减肥。

马大夫好孕叮咛

非病理性月经不调注意生活小细节就能调理好

1. 熬夜、过度劳累、生活不规律都会导致月经不调。只要生活有规律，月经就可能会恢复正常。同时要积极治疗阴道炎、盆腔炎等妇科炎症性疾病。
2. 经期不要冒雨涉水、洗冷水澡、吃冷饮等，无论何时都要避免使小腹受寒。
3. 如果你的月经不调是由于遭受挫折、压力大而造成的，那么，必须要调整好自己的心态。
4. 月经期间不宜长时间吹电风扇纳凉，也不宜长时间坐卧在风大的地方，更不能直接坐卧在地砖地板上，以免受寒。
5. 月经期间不宜有性行为，否则，容易让外部细菌进入体内，引起阴道及盆腔感染。

饮食调养月经不调

1. 吃一些滋阴补肾、健脾祛湿的食物，如人参、大枣、山药、枸杞子、粳米、薏米、山楂、白鸽肉、鳖甲等，对于肝肾不足、痰湿阻滞导致的血行不畅之闭经性不孕症有很好的调养作用。
2. 兔肉、芹菜、藕片、木耳等有凉血清热的功效，煲汤饮用对于肝肾不足引起的月经不调有很好的调养功效。
3. 炖牛肉、鸡肉的高汤，都对因贪凉受寒引起的月经不调有一定调养作用。
4. 补充足够的铁质，以免发生缺铁性贫血。

艾灸调治月经不调

所需药材：乳香10克，没药10克，沉香15克，丁香15克，五灵脂20克，青盐适量。

准备工作：将上述药材共研细末，装瓶备用。

具体方法：将脐部常规消毒，用棉布条做一个圈围在脐周，然后用上述药末填满，外盖薄生姜片，以防艾灸时烫伤皮肤。以艾炷灸之，连灸5～6次，以腹内温热舒适为度。隔天1次。

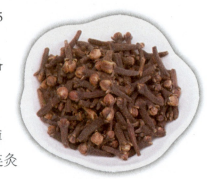

和痛经说 Bye Bye

痛经是指经期前后或行经期间，下腹和腰部出现痉挛性疼痛。经常性或是越来越严重的痛经，会严重影响日常生活与工作。痛经严重的原因，是这些女性大都患有能引发严重痛经的病症。

了解痛经的类型才能对症治疗

无论是微微地抽痛、闷胀痛，或是痛得直不起身而必须请假在家休养，痛经是大部分女性都曾有过的体验。痛经可分为"原发性痛经"和"继发性痛经"两类。

原发性痛经

原发性痛经，又称为功能性痛经，在医学检查上通常不会发现有器质性的疾病，也就是在盆腔或子宫等生殖器官上没有病理性的变化，对健康也不会造成严重的危害。原发性痛经通常是子宫的生理机能运作不顺畅，并没有子宫实质性的病变，只要通过调理，就能快速恢复。西医认为，原发性痛经主要是由性激素变化引起的。

> **原发性痛经常见伴随症状**
>
> 1. 有消化不良、食欲缺乏、腹泻等肠胃疾病以及恶心、呕吐等症状。
> 2. 有心跳加速、易受惊、脸发热、晕眩等神经性症状。
> 3. 有头部、四肢、全身酸痛，手脚冰冷等症状。
> 4. 有小便不畅、水肿、乳房疼痛等泌尿生殖系统疾病。

继发性痛经

又称次发性痛经或再发性痛经，这是一种由于生殖器官发生病变而导致的痛经类型，最常见的就是由子宫内膜异位症、盆腔炎症或由粘连、肿瘤等引发的。这种类型的痛经一般都在初潮来后几年才会出现症状，即原来没有痛经现象，后来才开始感觉疼痛，且痛经程度会越来越严重。痛经者在月经前后出现腹痛，而且疼痛会持续几天，程度及天数都甚于原发性痛经。

继发性痛经患者可以先让医生做一次详细的妇科检查，再进行消积、化瘀、散肿等治疗，一旦消除了病因，痛经自然也就消失了。

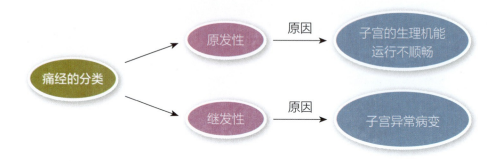

有些原发性痛经由不良生活习惯导致

经期前或经期中喜食冷饮，吃生的蔬菜、寒性水果，或在来月经时受了风寒。经常熬夜致肝火旺盛，以及过度节制饮食导致肝脾两虚等，都是引发原发性痛经的主要原因。

生活调养

1. 保持身体温暖，尤其是痉挛及充血的骨盆部位。多喝热的药草茶或热柠檬汁。也可在腹部放置热敷垫或暖水袋，一次敷数分钟。

马大夫好孕叮咛

一般的痛经不是病

痛经，由于仅在生理期来临前及生理期才会显现出症状，在不影响生命且很少迅速恶化的情况下，并没有被医学严格定义为疾病的一种。

把痛经称为"综合征"可能比较贴切，这就像女性的更年期一样，除了腹痛之外，还会在一段时间内伴随发生多种反应及病症，例如头痛、眩晕、腰酸、腹泻、倦怠、发热、情绪波动等。有的女性生娃后没有坐好月子，症状会变得更严重，不过大部分的不适现象会随着生理期结束渐渐消除。

但是当痛经的程度很剧烈，而且伴随有子宫异常时，如子宫内膜异位症、子宫肌瘤、盆腔粘连等，这就成了一种病症，不但影响个人生活质量，而且还会影响生育。

2. 经前 1 周，在温水浴缸里加入 1 杯海盐及 1 杯碳酸氢钠，泡 20 分钟，有助于松弛肌肉及缓解痛经。

3. 在月经来潮前夕，走路或从事其他适度的运动，将使你在月经期间减轻不适感。

饮食调养

1. 在月经来潮前 3~5 天内应进食易于消化吸收的食物，不宜吃得过饱，尤其应避免进食生冷食物，以免诱发或加重痛经。

2. 月经来潮时，更应避免一切生冷及不易消化和刺激性的食物，如辣椒、生葱、生蒜、胡椒、烈性酒等。在此期间，痛经者可适当吃些有酸味的食品，如酸菜、食醋等，酸味食品有缓解疼痛的作用。

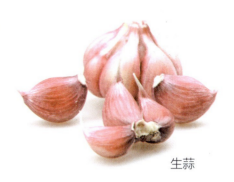
生蒜

3. 痛经者无论在经前或经后，都应保持大便通畅，尽可能多吃些蜂蜜、香蕉、芹菜、红薯等。

4. 经常食用具有理气活血作用的蔬菜和水果，如荠菜、香菜、生姜等。身体虚弱、气血不足者，宜常吃补气、补血、补肝肾的食物，如鸡肉、鸭肉、动物肝肾、鱼类、豆类等。

原发性痛经中医调理效果好

原发性痛经西医通常是给予止痛药治疗，没有更好的方式彻底治疗；而中医能够根据个人体质及症状调理气血，将子宫环境调回到正常状态，达到自然止痛的效果。另外，经期配合腹部热敷、穴位按摩或适当的运动，也能有助于缓解痛经。

拔罐关元穴调养痛经

具体位置：身体前正中线上，脐下 3 寸。

快速取穴：仰卧姿势，除拇指外，四指并拢横放在肚脐下方，肚脐下正中线与小指交叉的地方即是关元穴。

具体方法：在关元穴部位用拔火罐吸拔至皮肤出现瘀红，一次 10～20 分钟，每日 1 次。一般 3 次可有效缓解症状，尤其在每次月经来潮前 1 周为最佳治疗时期。

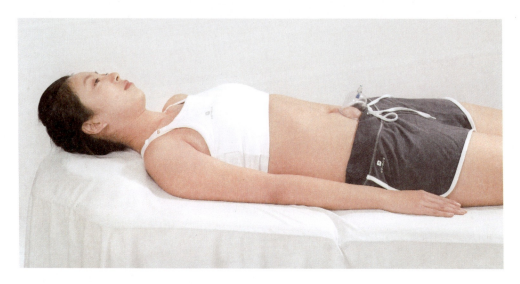

痛经到什么程度该去医院

女性应好好看待自己的生理期，当痛经有以下异常信号时就要特别注意：

剧烈的疼痛

已痛到发冷、颤抖或呕吐、无法起身，甚至快晕倒休克，或是已经严重干扰你的日常生活及工作。

止痛药增加

假如你有吃止痛药的习惯，渐渐发现有剂量越用越多的情形。

疼痛指数增加

观察生理期数月，当疼痛的程度、频率、天数都超过以前时，尤其又伴有出血量增加的现象。

以上都是提醒你子宫可能发生变化的信号，这时最好就医检查。

"大姨妈"异常，痛经女性好孕攻略

有痛经困扰的女性不仅每月承受一次难耐的折磨，还要担心它是否会影响怀孕。

了解一下"大姨妈"的痛感等级

轻度

仅仅是腹部坠胀，偶有疼痛，伴腰部酸痛。

说明你现在的痛经只是小问题，可适当饮用姜茶、红糖水、玫瑰花茶来缓解疼痛。另外，切记要对老公的爱爱需求"say no"！规律安全的性生活才能让"大姨妈"来去畅通无阻。

中度

腹痛明显、坐卧不宁、面色苍白、影响工作和学习、需卧床休息。

你的内分泌系统可能出现了一些紊乱，有可能是你在经期内不注意，经常食用冰凉的食物，常用冷水造成的。此类疼痛可适当采用温和有效的中药来调理。中医在原发性痛经方面积累了丰富的治疗经验，所以，找位老中医看看吧。

重度

腹痛难忍，冷汗淋漓，甚至必须卧床休息，必须吃止痛药才有用。

你的生理疼痛已经达到严重的程度。子宫内膜异位症或者子宫腺肌症可能正在破坏你的子宫或卵巢以及盆腔的组织。盆腔炎、子宫内膜炎等妇科炎症可能随时侵蚀着你的子宫或输卵管。如果你想要个宝宝，就要做好治疗不孕的心理准备。

搞定"大姨妈",轻松求好孕

了解了自己的痛感等级,我们就要知道自己的这个"大姨妈"是否会影响自己怀孕。

生理性疼痛——不会影响怀孕

生理性痛经多是食用冷饮或贪凉等人为因素造成的疼痛,而且是有月经开始就有腹痛。一般来说,未婚女性的宫颈口比较紧,如果此时精神紧张、过度劳累或是过多食用冷饮,就会在月经时形成血块,而血块要想通过狭窄的宫颈"大门",势必迫使子宫加快收缩,引起肌肉紧张,进而导致腹部疼痛。

宫颈管狭窄的女性结婚(有了夫妻生活)后,子宫位置可能得到一定程度纠正,宫颈管也会变得松弛,这类痛经绝大多数能自愈,而且经调理或随年龄增长,症状会明显减轻。

盆腔炎——消除炎症可顺利怀孕

女性盆腔有子宫、输卵管、卵巢、盆腔腹膜等器官和组织,炎症可局限于某个部位,也可几个部位同时发病,所以慢性盆腔炎引起的痛经范围很大。月经期间因盆腔充血而诱发炎症活跃,如果炎症影响到输卵管,致管腔不通,影响到卵巢时,则可能造成不孕。

如果打算要孩子,就要在医生指导下在急性盆腔炎发作期应用抗炎药物,因为即使是同一种器官疾病引起的痛经,也有不同的病因,在用药种类、剂量上有很大差别。只有在医生指导下,根据个人病情对症用药,才能尽快消除炎症,缓解腹痛并顺利怀孕。

子宫内膜异位症——会导致不孕

子宫内膜异位症,就是出现了"经血倒流"现象,也就是经血随异位的子宫内膜流到了盆腔内部位,随着每次月经来潮局部形成一个包膜,包膜不断长大、破裂。长大到一定时候还会影响到输卵管、卵巢等部位,导致女性不能正常受孕。

据统计,患子宫内膜异位症的女性中不孕的比例可达50%,而子宫内膜异位症的女性出现不孕的概率几乎是非子宫内膜异位症女性的20倍。因此,子宫内膜异位症病情轻的以能够自然怀孕为最好的治疗目标,还可以进行药物及手术治疗。

调理好乳房小病痛，为母乳喂养做准备

健康的乳房是母乳喂养的前提

孕前进行细致的乳房检查，排除可能的疾病，可为母乳喂养打下良好的基础。如果乳房有包块、溢液或其他异常情况要尽早检查，排除乳腺疾病。怀孕后激素水平会发生改变，可能导致乳腺疾病越来越严重，加大治疗难度，影响准妈妈和胎宝宝的健康。乳腺有炎症也要在怀孕前治疗，以免治疗时用药影响胎宝宝发育。

孕前应改善乳头凹陷

如果备孕女性的乳头有凹陷，孕前最好要纠正。

乳头凹陷的几种情况

乳头凹陷一般是先天性的，如果你的乳头低平或者回缩，能被挤出或者受刺激后能凸出，这只是轻微程度的乳头凹陷，不处理也不会影响健康，只是不太美观。

如果乳头完全陷在乳晕内，很难被拉出，还会有分泌物或者异味就是中度乳头凹陷了，这种情况需要就医治疗，否则在哺乳期会得乳腺炎等疾病。

特别值得警醒的是，如果你的乳头一直都很正常，突然凹陷了，最好去医院及时检查，可能有患乳腺癌的隐患。

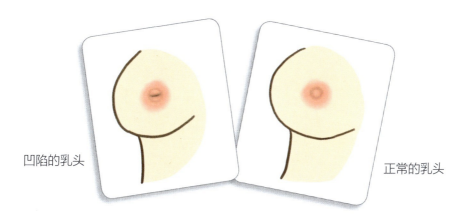

凹陷的乳头　　　　　　　　　　　　正常的乳头

轻度乳头凹陷可以自己改善

对于轻度乳头凹陷，可以通过按摩、提拉等方式改善。将手指对称地放在乳头两侧，由中心向四周均匀用力缓慢地推拉，每次做 5 分钟，每天做 2 次。孕期改善乳头凹陷，宜在孕 4～6 月或孕 9 月以后进行，效果较好也不会影响胎宝宝。

孕前乳房自检方法

触摸自检

1. 平躺在床上，赤裸着上身，高举左臂，左肩下垫一个小枕头，这样左侧的乳房就变得平坦了（图①）。

2. 用右手食指、中指、无名指的指腹，仔细缓慢地触摸左侧乳房，按照顺时针方向从乳房外围逐渐移动检查至乳头，检查是否有硬块、肿胀、压痛感（图②）。

3. 检查腋下淋巴结是否肿大（图③）。

4. 用拇指和食指轻捏乳头，看看是否有液体排出（图④）。然后用同样方法自检右侧乳房。

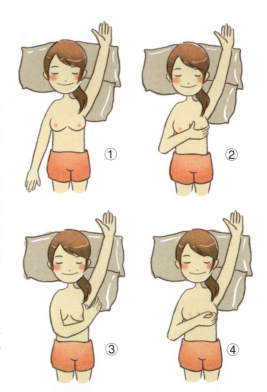

日常生活保健

1. 饮食以清淡、营养为主，忌吃辛辣刺激、烧烤、熏制、腌制食品，不喝含酒精及咖啡因的饮料。

2. 调畅情志，避免动怒。平时要培养自己的业余爱好，适当做些运动，听听音乐，养养花，种种草。

3. 可用热敷袋等缓解乳房胀痛，冷、热交替敷效果会更好。

照镜自检

赤裸着上身，自然站立双手高举过头顶，对镜自照，仔细查看：

1. 双乳的形状是否有变化。
2. 肌肤上有无红肿、皮疹、褶皱等异样。
3. 乳头是否在同一水平线上。
4. 乳头是否有抬高、回缩凹陷等现象。
5. 轻压乳头是否有分泌物。

"三高"患者备孕需注意什么

"三高"是高血压、高血糖、高脂血症的简称。备孕女性若本身患有"三高"中的一种或多种疾病,备孕就需格外注意。但也不用过度担忧,只要积极治疗,在病情稳定的情况下怀孕,同时在孕期做好定期检查,怀孕不是难事。

高血压控制好就能好孕

女性平时血压在140/90毫米汞柱或以上就是患有高血压病。女性怀孕前,首先要经医生检查血压高的原因,排除由于肾脏病或内分泌疾病引起的高血压。只要没有明显血管病变的早期高血压患者,一般都允许怀孕。

孕前要控制好血压

孕前患有高血压的女性怀孕后易患妊娠高血压综合征,且症状严重,多见于高龄妈妈。妊娠期高血压会导致蛋白尿及明显水肿,常出现一些并发症,如心力衰竭、肾衰竭等,容易导致早产、流产、胎儿发育迟缓等。所以在孕前就应将血压控制在正常范围内。备孕女性可以告诉医生自己打算怀孕,医生会将药物调整为适合孕妇使用的种类。

通过饮食、运动、调整心情来控制血压

在血压不是很高的情况下,注意通过低盐饮食、适量运动、调节情绪的方式来控制血压,避免过度劳累、睡眠不足。

慎吃降压药

在备孕期间,若是血压控制得好,能够停服降压药,自然最好;若是必须用药,一定要听医生的建议,使用适合孕妇服用的不良反应小的药物。

定期量血压

在备孕期和孕期,女性要定期测量血压,若情况严重,应及时就医。保证每周至少测量血压2次。怀孕后更要注意监测血压,一般妊娠高血压综合征出现得越早,危险性越高。

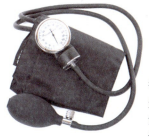

每次测血压前,先平静坐片刻,全身放松后再进行测量。

糖尿病患者这样备孕

树立信心

在夫妻双方都有糖尿病的情况下，遗传率为5%～10%。所以，即便患有糖尿病，女性也要有充足的信心，相信自己能生下健康宝宝。

孕前控制糖尿病

糖尿病一般在孕早期对准妈妈及胎儿影响较大，所以多数医生建议至少在糖尿病得到良好控制3个月之后再怀孕。同时，最好保持肾脏和血压水平都较好。

降糖药换成胰岛素

目前常用的降糖药可通过胎盘进入胎儿体内，对胎儿影响较大，所以建议备孕女性选择胰岛素治疗。如果在口服降糖药期间意外怀孕，一定要及时更换药物，并检查胎儿是否受影响。

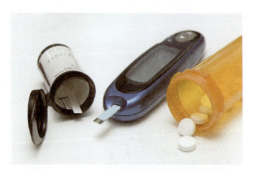

密切监测血糖。本身患有糖尿病的女性在孕期并发妊娠糖尿病的概率会增大，所以孕前或孕期都应及时监测血糖浓度，在医生的指导下服药。

适当控制饮食

避免摄入过多糖分，含糖量较高的水果要慎重食用，如香蕉、荔枝、芒果等。要保证维生素、钙和铁的摄入。

高脂血症女性也能生下健康宝宝

高脂血症对怀孕的影响

患高脂血症的孕妇发生妊娠糖尿病和妊娠糖耐量降低的概率增高，且高脂血症产妇出现羊水过多、胎儿宫内窘迫的概率也明显增大。但千万别吓唬自己，这只是说你与健康孕妇相比，某些妊娠期并发症出现的可能性增大，但并不一定就会出现那么多并发症。许多患有高脂血症的女性都生下了健康的宝宝，要对自己有信心。

产前检查做仔细

建议患有高脂血症的女性孕前做详细的产前检查，如肝功能、体重指数评价等，医生会根据检查结果指导患者饮食和运动。经过治疗和调理后，可在医生指导下怀孕。另外，有高脂血症病史的女性在产检时应和医生沟通，必要时检测血脂情况。

饮食控制很关键

尽量避免高胆固醇饮食，增大运动消耗量，大多数人都能停药后再怀孕。

如果贫血，一定要调养好再怀孕

判断贫血的标准

贫血是指全身循环血液中血红蛋白总量减少至正常值以下。一般女性的血红蛋白标准为110～150克/升，红细胞数为350万～500万/升，低于以上指标的即为贫血。孕妇贫血的标准相对于一般女性来说要低一些。当血红蛋白在100克/升以下，红细胞在300万/升以下时，即可诊断为贫血。造成贫血的原因有缺铁、出血、溶血、造血功能障碍等。原本就贫血的女性，妊娠后贫血会加重。

贫血的症状

贫血的女性表现为面色苍白，伴有头晕、乏力、心悸、气急等症状，重度贫血时还会出现心慌、气短、呼吸困难、贫血性心脏病，甚至发生心力衰竭。

孕期贫血隐患多

孕期贫血会使准妈妈发生贫血性心脏病、产后出血、产后感染、心力衰竭等。而且胎宝宝也会发育迟缓，出现自然流产或早产等。新生儿有可能会营养不良，或患上胎源性疾病。

备孕女性在贫血得到治疗、各种指标达到或接近正常值时才可怀孕，怀孕后还要定期检查，继续防治贫血。

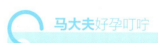

马大夫好孕叮咛

原本就贫血的女性，妊娠后贫血会加重

怀孕后准妈妈的血液要供给两个人使用，这时对血的需求量就会增大，会加重贫血。而且怀孕后，即使是正常的女性也容易出现生理性贫血，所以孕期一定要把贫血调理好。

缺铁性贫血药补放在第一位

孕前如发现贫血症状，应到医院进行检查，确定原因和类型，有针对性地进行治疗。如果是缺铁性贫血，应该在医生的指导下补充铁剂。在口服铁剂两周后血红蛋白逐渐上升，一个月后贫血可纠正，此后，仍需服用2～3个月甚至更长时间，以补充体内的铁储存量。如不能耐受口服铁剂，可改用针剂注射，同时配合服用维生素 C，以利于铁的吸收。

当血红蛋白低于 60 克 / 升时，可少量多次输血或输红细胞。对于巨幼红细胞性贫血，除了补充新鲜蔬菜和肝脏类食品外，还需要给予叶酸和维生素 B_{12} 治疗。

不贫血时可以用食补

如果经过一段时间治疗后，血常规检查正常了，可以进行以食补铁。

1. 适量多吃含铁质丰富的动物血、肝脏、肾脏，其次是瘦肉、鱼类和海鲜等。

2. 炒菜时使用铁锅，也是增加菜肴中铁含量的好方法。

3. 不要在饭后短时间内喝茶，更不要喝浓茶，因为茶叶中的鞣酸可阻碍铁的吸收。另外，牛奶及一些中和胃酸的药物会阻碍铁质的吸收，所以，尽量不要将其与含铁的食物一起食用。

马大夫好孕叮咛

红枣补血效果并不好

红枣、蛋黄、菠菜、木耳等虽然含有一定的铁，但很难被人体吸收。临床上有一些平时习惯用吃红枣来补铁的贫血患者，他们的血红素升得并不理想。一般建议贫血患者多吃点排骨、瘦肉、动物血等，每周吃 1~2 次猪肝，这样补铁比单纯吃红枣效果要好。不能说红枣完全不补铁，但红枣的补铁效果确实不如动物性食物的补铁效果好。

四物汤治疗贫血

四物汤是中医补血、养血的药方，由当归、川芎、白芍、熟地四味药组成。

具体方法： 取当归 10 克、川芎 8 克、白芍 12 克、熟地 12 克，用水煎成汤剂，1 日服用 3 次。早、午、晚饭后半小时服用。

在生活细微处调贫血也很重要

1. 保持心情舒畅，避免剧烈活动、劳累，改变体位时应缓慢进行，以免发生急性脑缺血而晕倒。
2. 不要服用对造血系统有影响的药物，如磺胺类、解热镇痛药、保泰松、抗疟药伯氨喹等，对某些抗生素的使用应严格掌握指征，防止滥用，使用过程中必须定期观察血象变化。
3. 要适当运动，可以根据兴趣选择几项健身项目，如瑜伽、散步、慢跑、游泳、跳舞、太极拳、五禽戏、健身操、气功等，活动的强度以不感到疲劳为宜。

流产后再当妈也不难

流产后只要子宫恢复得好，宫腔内没有残留，没有感染，一般不会影响以后的生育。但如果是反复性自然流产，一定要查清楚流产的原因；多次人工流产，不孕的风险可能会加大。流产后要保持心情舒畅，注意休息，如果打算再怀孕，可以先到医院进行孕前检查。

大部分孕早期流产要顺其自然

出现孕早期流产征兆，很多准妈妈会保胎，其实大部分孕早期流产没必要保胎。在孕早期发生的流产，绝大多数都是因为受精卵本身有问题，所以一旦出现，准妈妈们也不必太慌张。质量好、着床好的受精卵，就算你百般不顺，也依然会继续发育成长；质量不好、有缺陷的受精卵，便会自然而然地被淘汰掉，即使保胎管用，等到出生时是个不健康的宝宝怎么办？所以，要顺其自然。

对于先兆流产，虽然发生的概率高达30%～40%，但大部分准妈妈经过休息调理就能好起来，黄体酮等保胎药虽然有作用，更大的作用却是充当了准妈妈的心理安慰剂。

频繁流产必须查明原因再备孕

如果女性出现2次或者更多的早期流产，需要提高警惕，最好送流产的胚胎组织做一个染色体检查，了解胚胎的情况，如果结果显示是染色体异常的胚胎，那么自然流产就是一个自然淘汰过程。

频繁的流产又被称为习惯性流产，往往是因为女方和男方自身的一些问题引发的，此时需要到医院查出导致流产的原因。从遗传因素考虑，主要是男方的精子、双方的染色体、女方的卵子及内分泌激素等；还要查

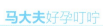
马大夫好孕叮咛

自然流产后再孕时间分情况

对自然流产后，子宫内膜剥落得比较干净，不需要做清宫手术的女性来说，不会造成子宫损伤，子宫会很快复原，一般2个月以后即可再怀孕。但是，如果进行了损伤性的清宫手术，需要休养半年以上再怀孕。具体再孕时间要听从医生的建议。

ABO 血型、妇科疾病、营养代谢问题、内分泌疾病、自身免疫疾病；还要看看有没有病毒感染，如 TORCH 病毒感染等。要多方面找原因，把可能的因素排除后再怀孕。但是医学是有局限性的，只有不到一半的夫妇能够检查出反复自然流产的原因。

早产 1 年后再考虑怀孕

只要一怀孕，就开始进入妊娠过程，身体各器官都会为适应怀孕而发生相应的变化，如子宫逐渐增大变薄、卵巢增大、停止排卵、乳房增大、心排血量增加、血压发生变化、循环血容量增加、心肺负担和功能增强、内分泌系统发生变化等。早产后，身体需要调整一段时间才可能完全恢复，而有些器官的完全恢复可能需要更长的时间。因此，早产后最好在 1 年后再考虑怀孕。

再怀孕的时间不是越长越好

研究调查表明，自然流产后等待再次怀孕的时间会影响女性的心理状况，如果自然流产后等待 8 个月没有怀孕，备孕的信心会减退。自然流产后 3 个月内再次怀孕，流产的发生率为 16%～20%。与间隔 3 个月以上再次怀孕的女性相比，流产的发生率并没有明显增加。

可见，自然流产后经过短时间调养后再次怀孕，对女性的心理健康有益，可以增强怀孕的信心，缩短自然流产带来的伤痛，减少流产抑郁症的发生。

马大夫好孕叮咛

胎停育后，再备孕需做检查

胎停育后，首先做的是清宫。然后调养身体，最好 3 个月以后再考虑怀孕。为了孕育健康的宝宝，胎停育后有必要做一些检查，确定身体的状况。如果是胚胎染色体有问题，就做正常的孕前检查即可。具体的检查项目需要临床医生根据个人情况而定，一次胚胎停育不增加以后胚胎停育的风险，但随着年龄增大，这种风险会越来越高，还是应该考虑跟时间赛跑，尽早准备再要宝宝。

面对习惯性流产要有信心

面对习惯性流产，如果还想要宝宝，首先需要做的就是去医院查明原因，对症治疗。最好不要等到怀孕后才开始保胎。流产后要注意合理的饮食、充足的休息、稳定的情绪、良好的卫生、适当的运动，坚信自己一定能怀得上、生得下。

坐个"小月子",为再孕做好身体准备

女性流产后需要坐个"小月子",即调养身体1个月,使身体机能尽快恢复正常,为再次怀孕做好充分的身体准备。

生活调养	保证充足的睡眠,尤其在术后2~3天内,应该卧床休息
	术后15天内尽量避免从事过重的体力劳动,避免大量剧烈运动
	每天早餐后为最佳排便时间,养成定时排便的习惯,排便时切忌用力
	切忌触碰冷水,加强个人卫生,保持会阴清洁,禁止盆浴
	注意稳定情绪,避免恼怒、担忧或受到惊吓
	丈夫应多安抚妻子,在短期内不要有性生活
饮食调养	多吃维生素、蛋白质含量较高的食物
	多吃含可溶性膳食纤维的食物,如香蕉、蜂蜜等,可防治便秘
	不喝冷饮,不吃生冷的食物
	肠胃虚寒者慎吃性味寒凉的食物,如绿豆、银耳、莲子等;体质阴虚火旺者要避免食用公鸡肉、牛肉、狗肉、鲤鱼等易使人上火的食物

虽然流产对女性的身体和心理都会有一定的伤害,但只要做好术后保养和调理工作,保持心情放松,避免紧张、焦虑情绪的影响,再要个宝宝也不难。

流产后要疏通乳腺经络

女性怀孕后,乳房腺管会开始发育,乳房会增大。流产后刚刚发育的乳腺停止生长,腺泡逐渐消失,乳腺复原。有些女性会感觉乳胀,有触痛感、灼热感,少数人还有乳汁分泌。通常,女性流产后,乳腺复原并不完全,容易诱发乳腺小叶增生,造成乳腺肿块及乳房疼痛。

如果在第一时间疏通经络,就可使突然停滞下来的气血运行起来。

流产后乳房护理

- 适当按摩乳房,可以避免出现乳腺肿块及乳房疼痛。
- 保持乳房清洁卫生,每天擦洗乳头、乳房,以免患乳腺炎。

流产后多久可以同房

流产后,子宫颈的黏液栓还未形成,不能阻止细菌入侵。另外,流产后子宫内膜呈创伤状态,一旦感染,容易引起子宫内膜炎、输卵管炎等,从而造成不孕。因此,自然流产或人工流产,至少要1个月后才能同房。待第1次月经干净后应复查身体的恢复情况,最好身体恢复良好后再同房。

保持好心情,有利于再孕

不少女性对流产缺乏科学的认识,流产后情绪消沉,有些女性还为以后会再次发生流产而忧心忡忡。这种顾虑可以打消,因为绝大多数自然流产都是偶然的,并且自然流产的胎宝宝70%左右都是异常的病态胚胎,主要是染色体异常所致,很难发育为成熟胎宝宝。自然流产可以被认为是一种有利于优生的自然淘汰。愉快的情绪会加快流产后身体的康复,有助于再次怀孕。

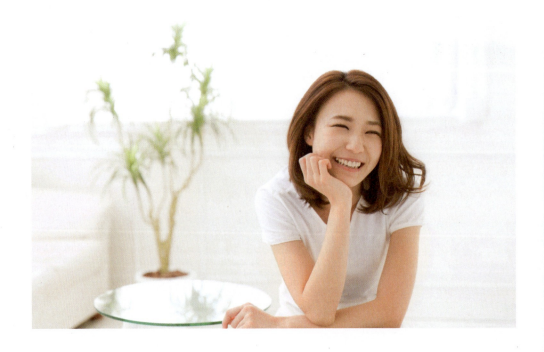

有过宫外孕史，这样备孕

正常情况下，受精卵会由输卵管迁移到子宫腔，然后"安家落户"，慢慢发育成胎儿。但是受精卵在迁移过程中出现意外，没有到达子宫，而是在别的地方停留下来，这就成了宫外孕，医学术语又叫异位妊娠。90%以上的宫外孕发生在输卵管。这样的受精卵不但不能发育成正常胎儿，还可能引发危险。

宫外孕常见症状

如果有以下症状，可能就是宫外孕。

1. 下腹坠痛，有排便感，有时剧痛，伴有冷汗。经常会突然感到一侧下腹撕裂般疼痛。

2. 出现短期停经及妊娠表现，如恶心、呕吐等，阴道会有少量出血。

3. 由于腹腔内急性出血，可引起血容量减少及剧烈腹痛，轻者发生晕厥、面色苍白、血压下降，重者出现休克。

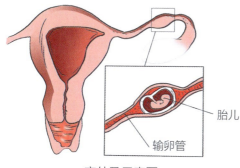

宫外孕示意图

宫外孕给女性的身体健康带来的危害很大。如果刚怀孕，且有阴道不规则出血以及伴有腹痛的现象出现时，应立即去医院检查，以减少或防止腹腔出血，避免因出血过多而发生严重后果。如果疏忽大意，可能会导致严重大出血，甚至有切除子宫的危险。

这些原因可引起宫外孕

反复人流、慢性盆腔炎、输卵管炎症、输卵管发育异常或进行过输卵管手术、盆腔子宫内膜异位症或宫内有节育器的女性都有可能发生宫外孕。排除一些不可抗力的因素，女性平时要保护好自己，避免不洁性生活；不想怀孕时要采取有效避孕措施，避免频繁人工流产。

宫外孕的治疗

被确诊为宫外孕后，治疗的方法包括药物治疗和手术治疗。

药物治疗是用一种治疗癌症的化学药物来杀死绒毛细胞，清除子宫外的胚胎组织，可能引起肝、肾及血液方面的不良反应。治疗成功后，患者要定期检查，因为输卵管本来就有问题，再度发生宫外孕的概率还是比正常人高。

手术治疗分为两种：保守性治疗与根治性治疗。保守性治疗以切除宫外孕的胚胎组织为主，尽量保留输卵管的完整与通畅；根治性治疗则是切除宫外孕那一侧的输卵管。

保守治疗一般是针对宫外孕发现较早的情况，较紧急的还是要采取手术切除。宫外孕会发生在子宫颈、腹腔和卵巢上，但在输卵管上占绝大多数，所以很多时候手术可能会切除一侧或双侧的输卵管。

身体逐渐恢复，同时要经过检查，确定是否具备正常怀孕的条件。建议做输卵管造影等相关检查，确诊输卵管是否畅通，排除盆腔炎、腹膜炎等妇科炎症。

再次怀孕后，正常怀孕的概率很高，但 10% 的女性会再次发生宫外孕。因此，有过宫外孕史的女性，如果再次妊娠，最好在怀孕 50 天后做一次 B 超检查，根据孕囊及胎儿心脏搏动所处的位置，可以判断是宫内妊娠还是宫外孕，以便在早期消除隐患。

术后半年内避孕并常复查

宫外孕后还能不能怀孕要结合自身的情况而定，处理得当可以再次怀孕。

宫外孕术后半年之内要避孕，让

注意调养，增强抵抗力

宫外孕治愈后一般不影响卵巢功能。发生过宫外孕的女性与无宫外孕的女性备孕时生活及饮食上的要求是一样的。

生活调养	注意个人卫生，特别是在经期、产褥期要注意防止生殖系统感染，以免发生炎症而引起宫外孕。每周用洁阴用品冲洗阴道一次以上的女性容易增加盆腔感染的可能性，有宫外孕的危险。正确的做法是每天用干净的温水清洗外阴部。每天要换内裤，保证清洁与干燥
	劳逸结合，勿做重体力劳动，尽量减少腹压，便秘者可用轻泻剂
	尽量少去公共场所，注意保暖，预防感冒
	适量运动，增强抵抗力
饮食调养	保证膳食平衡，满足身体正常的消耗需求
	注意进食优质蛋白质、高膳食纤维、易消化的食物，可多吃些鸡肉、猪瘦肉、蛋类、奶类和豆类、豆制品等
	多吃新鲜的蔬果，保证身体对维生素的需求
	避免酒、干姜、胡椒、辣椒等辛温燥热的食物，以免伤阴耗液而影响身体健康

亚健康状态怀孕较困难

处于亚健康状态的人,虽然没有明确的疾病症状,但在精神、身体素质方面会呈现出疲劳状态,而心理压力大、身体素质差都直接影响生育。长期处于亚健康状态的女性,其卵巢功能会下降,甚至会出现内分泌紊乱现象。

舒缓紧绷的精神,减小受孕难度

职业女性工作繁重,生活压力大,常伴随着身体生物钟紊乱,易出现焦虑、压抑等情绪,会增加受孕难度。因此,备孕女性要善于调节工作中的压力,闲暇时多做运动,放松心情。

问卷调查:你是否处于亚健康状态

下面的问题,回答"是"的记为1分。

1. 你是否感觉记忆力下降,注意力很难集中?
2. 你是否思维运转缓慢,常常出现"反应迟钝"的情况?
3. 你是否常常产生自卑感,觉得压力大?
4. 你是否很难高兴起来,即使在做快乐的事,也会隐隐觉得不安?
5. 你是否每天脱发根数超过50根?
6. 你是否免疫力明显下降,经常感冒或出现一些小炎症?
7. 你是否皮肤灰暗,没有光彩,经常便秘?
8. 你是否容易疲倦,常常觉得浑身乏力?
9. 你是否贪睡,性能力下降?
10. 你是否经常感觉自己胸闷、喘不过气来,但心脏检查没有显示异常?

调查结果

如果你的分数达到4分以上,表明身体在向你发送亚健康信号,此时不宜怀孕。

过敏体质女性备孕需知道的事

与正常体质的人相比,过敏体质的人更容易患上过敏性鼻炎、过敏性哮喘、荨麻疹、湿疹等。还有研究证明,父母有过敏体质,将来宝宝得过敏性疾病的概率也会比其他的宝宝有所增加。所以,过敏体质的女性在备孕前要注意。

过敏体质对受孕有哪些影响

过敏体质,即女性体内的免疫系统处于紊乱状态,出现了原本不该出现的抗体。

抗精子抗体:精子一进入女性体内就被抗精子抗体杀伤了,导致怀孕概率降低。

透明带抗体:透明带是卵子表面的一种结构,女性体内若存在透明带抗体,与透明带结合,就会导致卵子受损,受损的卵子受精概率极低,即使受孕也易流产。

过敏体质的人还容易诱发免疫性自然流产,如 ABO 溶血、磷脂抗体、封闭抗体过低等,这些导致的流产都是和免疫相关的。

避免接触过敏原

过敏体质的人在接触到过敏原时,身体会自动识别并认为这是有害物质,于是激活体内的过敏介导细胞,释放出过敏介质,从而出现各种变态反应疾病表现。因此,过敏体质的备孕女性应尽量避免接触过敏原。常见的过敏原有花粉、灰尘、动物皮毛、海产品等,同时室内要经常通风换气,床单、被褥要经常洗晒。

过敏体质的备孕女性,在吸入干燥冷空气后,会因呼吸道受到刺激而出现气道收缩,所以,在秋冬季节外出时最好要戴上围巾和口罩,保护好颈部和口鼻。

孕前 3 个月别吃抗过敏药

有些过敏反应症状较轻,一段时间后会自行好转,有些则需要靠药物来控制。过敏体质的女性备孕前或备孕时尽量别吃抗过敏药。对于需长期服药的过敏体质女性,备孕阶段最好请专业医师评估药物的安全性,选择对胎儿没有伤害的药物或减少药物剂量。

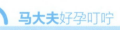

母乳喂养可预防宝宝过敏

母乳中特有的免疫因子有利于提高宝宝的免疫力,帮助宝宝更好地抵抗过敏原的干扰。因此,母乳喂养的宝宝更不容易患过敏症。

孕前接种好疫苗，可预防孕期感染疾病

目前我国还没有专门为女性设计的怀孕免疫计划，针对某些传染性疾病，专家建议备孕女性应提前接种疫苗，以防孕期感染某些疾病，对胎宝宝产生不利影响。

孕前疫苗接种表

疫苗	接种原因	接种时间	免疫效果	备注
风疹疫苗	孕期感染风疹病毒，容易在孕早期发生先兆流产、胎死宫内等严重后果，也可能会导致胎宝宝出生后先天性畸形或先天性耳聋	孕前3个月或更早	疫苗注射有效率约为90%，终身免疫	注射前先抽血检验自己是否有抗体，有则不用注射
流感疫苗	孕期感染流感病毒，容易导致准妈妈抵抗力低下	孕前3个月	1年左右	如果对鸡蛋过敏，不宜注射
乙肝疫苗	乙肝病毒能通过胎盘屏障直接感染给胎宝宝，还可使胎宝宝发育畸形	孕前9个月开始。需注射3次，从第1针算起，在此后1个月时注射第2针，6个月时注射第3针	免疫力可达95%，免疫有效期在7年以上	先做"乙肝五项"检查，若无抗体则需注射3针
甲肝疫苗	肝脏在孕期负担加重，抵抗病毒的能力减弱，极易被感染；经常出差或经常在外面就餐的女性，更应该在孕前注射疫苗	孕前3个月	免疫时效可达20~30年	备孕期间尽量减少在外用餐
水痘疫苗	孕早期感染水痘，可致胎宝宝得先天性水痘或新生儿水痘；孕晚期感染水痘，可能导致准妈妈患严重肺炎	孕前3~6个月	终身免疫	先查一下自己是否有抗体，有则不用注射

专题 马大夫问诊室

备孕女性问：只要妇科有毛病，想怀孕是不是就很难？

马大夫答：几乎所有的妇科疾病都是可以检查出来的，只要做好孕前检查，都能预先知道这些疾病，进而制订治疗方案，一般不会影响怀孕。

①阴道炎症最好在孕前治好。阴道炎会导致阴道分泌物增多，影响精子在阴道内的穿行。真菌性阴道炎在怀孕后可能加重。如果是顺产，部分新生儿可能会出现鹅口疮或红臀。为了宝宝的健康，有阴道炎的女性还是治愈后再怀孕比较好。

②轻度子宫颈炎一般不会影响受孕，但如果炎症较重，影响了子宫颈功能，就会对怀孕造成影响。如阴道分泌物增多，白带黏稠，有时候呈脓性，使阴道内环境改变，不利于精子通过子宫颈管。这时就需要治疗后再怀孕。

③子宫肌瘤酌情处理。根据肌瘤生长位置分为黏膜下肌瘤、浆膜下肌瘤、肌壁间肌瘤。小的浆膜下肌瘤对于受孕的影响比较小。黏膜下肌瘤会造成经期延长和经量增多，容易造成不孕或流产。肌壁间肌瘤如果肌瘤直径在 3 厘米以内，一般不影响受孕；如果肌瘤增大，会影响受精卵的着床和胚胎发育。

备孕女性问：胖点好生养吗？

马大夫答：对于备孕女性来说，不能太瘦也不能太胖，要在标准范围内（即 BMI 为 18.5~23.9）最好。肥胖对生育功能的影响主要表现为卵泡发育异常、排卵障碍等，这些改变会影响月经周期及生育。肥胖还会使激素分泌减少，进而影响血液中激素水平低下，表现为性欲低下。此外，肥胖准妈妈流产率为 8.7%，而体重正常的准妈妈流产率为 2.1%；肥胖准妈妈难产的概率也会大大增加。因此，肥胖的女性最好减重后再怀孕。

备孕女性问：过去一直在吃减肥药，这样会对备孕有影响吗？

马大夫答：会有一定的影响。一般情况下，减肥药或以阻止人体吸收脂质和糖类等营养物质，或以增加人体的基础代谢率，或以降低食欲的方式来达到减肥的目的，服用过程中可能存在一定的不良反应。如果在经期服用减肥药，可能导致月经紊乱、多尿或排尿困难，或出现心慌、焦虑等，更有甚者会出现闭经。

因此，备孕女性如果想减肥，应通过调节饮食习惯配合适量运动的方式来达到减肥的目的，避免服用减肥药。

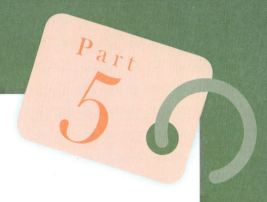

备育男性
必须知道的优生知识

生一个健康聪明的宝宝是每个爸爸妈妈的心愿，但一个新生命的诞生是父母双方遗传物质的重新组合，不仅与女方关系密切，和男性同样密切相关。这就要求我们从源头做好优生准备工作，在孕前了解备育男性需要知道的优生知识，如遗传、生活方式、性生活、营养等，帮助备育男性有意识地避开不利因素，顺利搭上"幸孕"的列车。

为好孕修炼不光是女人的事儿

必须减掉肥肥的肉

研究显示,肥胖男性的劣质精子更多,生殖能力更差。当然体重过轻对备孕也有不利影响。所以,备育男性一定要将体重控制在合理范围内,才能产生高质量的精子。BMI 在 20~25 的男性更容易拥有较高质量的精子。

$BMI = 体重(千克) \div 身高(米)^2$

运动有助于减肥,能增强男性体内雄激素、睾酮含量,增强性欲并提高精子活力,增加精子数量。跳绳、游泳、打乒乓球等都是不错的运动选择。

孕前 3 个月戒烟酒

长期吸烟喝酒会对精子的质量产生不利影响,增加畸形精子的比例。众多研究表明,低体重儿、流产与酗酒、吸烟有关。为了拥有健康的宝宝,避免怀孕后再担心宝宝是否正常,备育男性最好在孕前 3 个月开始戒烟酒。

孕前 3 个月开始停止服用某些药物

"是药三分毒",备育男性用药不慎,会影响精子的质量,从而不利于胎宝宝的生长,甚至会引起流产。男性的精子生成周期为 80~90 天,所以,为了拥有一个健康的宝宝,备育男性从孕前 3 个月就要开始慎用或停止服用下面这些药:

药物类型	具体药物
激素类药物	雄激素、氯米芬以及泼尼松、地塞米松等糖皮质激素
降压药	利舍平、胍乙啶等
心血管药物	美卡拉明、哌唑嗪、肼屈嗪、甲基多巴、可乐定、洋地黄等
利尿药物	安体舒、双氢克尿噻、呋塞米、丁尿酸等
中草药	雷公藤等

备育男性的心理准备必不可少

怀孕会影响正常的性生活

怀孕必然会对夫妻的性生活产生一定影响,尤其是孕早期和预产期前一个月这两个阶段,为了避免发生意外,最好不要有性生活。

从受孕到妊娠的最初3个月是胚胎发育的初始阶段,胎盘尚未形成,附着在母体子宫内并不牢靠,一不小心就容易流产。所以,在此阶段,要尽量控制或禁止性生活,尤其是婚后多年不孕和曾经有过自然流产史的女性。

怀孕中期虽然可以过性生活,但还是应该减少次数并降低强度。

怀孕后期,准妈妈体形比较大,要避免撞击膨大的腹部,准妈妈的外阴、阴道容易受伤,动作应轻柔些。

预产期前1个月,子宫对外界的刺激比较敏感,性生活容易导致流产、早产和感染,应禁止性生活。

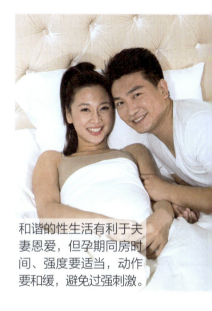

和谐的性生活有利于夫妻恩爱,但孕期同房时间、强度要适当,动作要和缓,避免过强刺激。

开始承担起家务活

怀孕后,妻子在做家务方面就不能以孕前的标准来要求了,尤其到了孕中晚期,行动很不方便,做一点平时看起来很容易的事情也会力不从心,甚至容易影响胎儿的生长发育或有流产的危险。所以,家里如果没有其他人帮忙,准爸爸就要承担起大部分的家务活儿了。

家庭的责任更重

多了一个小宝宝,爸爸妈妈将会承担更多的责任和义务。宝宝的降临意味着目前生活方式的转变,在带来喜悦的同时也会增加很多责任,爸爸妈妈在宝宝的喂养、教育、健康、安全等方面都需要付出很多的时间和心血。或许爸爸妈妈要因此失去很多自由,有时还会因此影响事业的发展。备育男性都要有这些心理准备。

禁欲时间太短或太长都可能影响精子的质量

禁欲太久会影响后代的质量

超过1周没有性生活，就算禁欲时间长了。禁欲的时间越长，贮存在体内的精子就越多，但精子会不断衰老、丧失活力。保持适当的排精次数，有利于衰老精子的解体和新精子的成熟之间保持一个动态平衡，维持一定的储备量。如果长时间终止性生活，精子会失去受精能力。

两地分居的夫妇重逢后最初几次排出的精液，老化的精子比较多，即使在夫妻同房后卵子受精，也容易发生胎宝宝智力低下、畸形甚至流产。

禁欲多长时间再同房有助于优生

研究发现，禁欲24小时就能使精子储备迅速恢复。但生殖能力有问题的男性有必要在计划受孕日前禁欲3~5天，届时再采取隔日同房1次的办法，这样比每天1次更能增加女方受孕的机会。但如果精子活力较差，每天同房1次可能更有助于提高精子的活力。

孕前3个月调整性生活频率

睾丸每天生成的精子数量虽然多，但是1次射精后，精子要经过将近1周的时间才能成熟。因此在孕前2~3个月的这段时间，建议每周最好进行1~2次性生活。到了孕前1个月，可以在女性排卵期适当增加同房次数，以两三天一次为佳。

 马大夫好孕叮咛

掌握好夫妻生活的度

年轻的新婚夫妇，性生活会更频繁，有的每晚1~2次且持续1~3个月。年轻人在新婚期内房事多一些是可以理解的，但是也不能提倡这种"狂轰滥炸"的方式。纵欲过度容易导致不射精、性欲减退或者阳痿，从而影响夫妻关系。

有人对恩爱的夫妇进行调查发现，很多恩爱夫妇做爱的频率并不比普通夫妇高，但性生活却能达到"高标准"。因此想要和谐的性生活，必须把握好度。

备育男性尽量远离影响优生的职业

停止高强度的工作

很多男性的工作强度高、节奏快、压力大，从而导致身体健康状况不佳，生育情况也受到了一定的影响。并且长时间熬夜加班，作息不规律，也会导致夫妻性生活不和谐。为了下一代的健康，从事高强度工作的男性在备孕期要及时作出调整。如果男性的工作平时需要出差，在备孕期最好和领导、同事沟通好，调整出差的计划。同时，备孕的这段时间，从事高强度工作的男性可以通过生活或者工作上的乐趣，适当放松身心，保持愉快的心情。

备育男性不宜接触的行业

行业类型	对生育的影响
接触重金属铅、汞等的工作	影响精子的生成过程
接触氨甲嘌呤、氯丙烷、氯乙烯等的工作	影响精原细胞
接触化学药品的工作，如接触雌激素、补血平、氯丙嗪等	影响精子的生存能力，并使畸形精子的数目大大增加
接触电离辐射的工作	性腺对电离辐射极为敏感，辐射可导致精子缺乏；胚胎和胎儿受到辐射后，会引起胎儿生长迟缓、小头畸形，并伴有智力障碍
接触农药的工作	男性在接触某些农药后，可使精子细胞内的脱氧核糖核酸（DNA）发生微妙变化，其妻子怀孕后的流产现象比一般人多，并有可能导致后代精神异常

备育男性要纠正影响优生的生活习惯

备育男性不要使用电热毯

精子对高温环境非常敏感。一般条件下，阴囊温度应比体温低 0.5～1℃，也就是 35.5～36℃（正常体温为 36.5℃），位于阴囊中的睾丸和附睾的温度也要低于体温，这是保证精子生成和成熟的重要条件之一。

男性如果常用电热毯，处于高温环境中，可能使阴囊、睾丸和附睾的温度升高，从而影响精子的生成和成熟。因此，准备生育的男性不宜长期使用电热毯。

如果需要使用电热毯，要注意下面的问题：

1. 最好在睡前通电加热，入睡时即关上电源，不要通宵使用。
2. 常用电热毯的人要多喝水。
3. 在电热毯上铺上一层毛毯或被单，不要使之与人体直接接触。

备育男性的手机别放裤兜里了

手机的高频微波会造成精子数量减少、精子活力下降，把手机放在裤兜里，对精子的威胁更大。但现在手机是普遍使用的重要通信工具，其辐射很难避免。

 马大夫好孕叮咛

改掉手机使用的不良习惯

不良习惯	改正方法
接听电话时把手机紧贴耳朵	可在接通后再放耳边
躲到墙角接电话	墙角等狭小区域信号弱，并且辐射较强，应尽量到开阔的、信号好的地方接打电话
一直用一侧耳朵"煲电话粥"	长时间通话时，应注意更换耳朵或改用耳机

养成良好的使用手机的习惯有助于减轻辐射危害，如尽量让手机远离腰、腹部，不要把手机放在衣服口袋里；晚上手机充电时，不要放在床头；外出时最好把手机放在包里，用耳机来接听。备育男性使用手机时要注意自我保护，身边有普通电话时尽量不用手机，用手机打电话时尽量长话短说。

备育男性经常趴着睡不利于生育

趴着睡容易导致频繁遗精

趴着睡觉时，会压迫阴囊，阴囊受到压迫后会刺激阴茎，进而导致遗精的频率大幅增加。年轻人的阴茎本来就对外界的刺激比较敏感，更容易造成遗精。

频繁遗精会给身体造成很大的伤害，比如头昏脑涨、腰酸背痛、浑身无力、注意力不集中等。并且频繁遗精会造成身体虚弱，这样的身体如何能保证未来的宝宝身体健康呢？

经常趴着睡等于给阴囊加温

精子对阴囊的温度有所要求，需要阴囊保持常温，它才肯"出来"。趴着睡觉时，阴囊在一个温度较高的环境下，会对精子的生成造成一定的影响。精子稀少进而会给怀孕造成一定的阻力。

备育男性长时间侧睡可能使精索打结

长时间侧睡可能会造成另外一种伤害——睾丸扭转，这种扭转并不是说整个睾丸扭转，而是睾丸上面的精索发生扭转。

精索就像绳索一样，侧睡时容易发生扭转和"打结"，其中打结会造成严重的后果。精索是睾丸的一条重要通道，为睾丸提供营养和运输代谢物的血管都需要从中通过。精索出现打结就像交通堵塞了一样，没有营养供给的睾丸在12小时以后就有缺血、坏死的危险。因此，备育男性不宜长时间侧睡。

马大夫好孕叮咛

仰卧睡姿最适宜

男性最好采取仰卧的睡姿，备孕期间更是如此。仰卧的时候最好能将双腿自然分开，既可以避免发生精索扭转，让阴囊和阴茎拥有充分的活动空间，又能有效散热，促进生殖器官的血液循环，对生殖系统健康、性功能最有好处。

备育男性及时调理好影响造娃的这些病症吧

睾丸受伤的处理方法

睾丸损伤的治疗可以分为一般治疗和手术治疗。睾丸损伤不严重的患者可以采取纠正休克、镇静止痛、应用抗生素预防感染的一般治疗方法。睾丸损伤严重的患者在无法修复时，就要进行睾丸切除术了，但应该尽量保留一部分白膜，这样还能保留部分内分泌功能。

睾丸炎症，损害男性生育能力

一般来说，睾丸炎症是由细菌与病毒引起的。睾丸炎分为慢性和急性两种。急性多发于中青年和儿童。慢性可由急性迁徙而来，也可无急性期。慢性睾丸炎症因长期轻度感染而形成，临床表现为局部不适，附睾呈均匀轻度增大，发硬与皮肤不粘连，输精管正常或稍发硬。发现本病后要进行及时系统、有效的治疗，防止引发睾丸伤害。

马大夫好孕叮咛

睾丸受伤不严重或仅单侧受伤，不影响生育

男性身上最容易受伤的地方就是睾丸，一旦受伤就会疼痛不已，重则影响生育，甚至会危及生命。幸运的是，如果睾丸损伤不严重或者仅单侧受伤，可能并不会影响生育。

比如，受伤当时剧痛，次日恢复正常。这是睾丸表面神经末梢较丰富，感觉较灵敏所致，内部损伤少，不影响生育。或者睾丸受伤较重，局部轻度瘀血，数天后消退。损伤系局部破损或皮下血管损伤，修复后也不影响生育。

输精管梗阻让"生命的种子"无法输送

精子是男性的"生命的种子",当"种子"无法运送出去时,不育症就自然而然地出现了。精子通向外界的通道是由这些组成的:精子由曲细精管通过附睾、输精管、精囊、射精管、尿道,随着射精而排出。输精管不仅是精子的通路,还有使精子成熟并获得活力的功能。如果从曲细精管到射精管之间的这一段"道路"发生梗阻,精子的排出便会受阻,进而造成不育。

输精管梗阻的原因可以分为先天性和后天性,而以后天性因素较为多见。先天性梗阻可以发生在睾丸至输精管的任何部位,主要包括先天性输精管缺如或闭塞、先天性附睾发育不良、附睾与睾丸不连接、先天性精囊缺如等。后天性梗阻最常见的原因是感染,其次是损伤、肿瘤。附睾炎是引起输精管道梗阻的常见炎症,治疗附睾炎以手术治疗为主,如输精管吻合术、人工精池术、输精管-附睾吻合术等。

生殖道感染易使精子活力降低

有的男性因为各种原因出现生殖道感染,致使附近组织炎性增生,造成输精管壁增厚,管腔纤维化狭窄,使精子不能输出。炎性反应又导致精子活力降低,或丧失精浆成分,进一步影响精子的质量。造成不育症的炎症主要包括附睾炎、精囊炎、前列腺炎等。

在进行消除感染的治疗时,应以无损伤性治疗为主,尽可能不用有损伤的办法,如输精管内注射药物等,除非患者有明显的症状,而口服药物无效时才使用。因为这些药物即使能消除感染,也可能引起局部精道的炎性改变,仍然不利于生育。

男性性功能障碍能使妻子怀孕吗

男性的性功能障碍主要包括阳痿、早泄、逆行性射精或者不射精。通常,早泄、持久力不足等男性性功能障碍等问题,只要精子能顺利通过阴道,就还是具有生育能力的。但是阳痿、勃起障碍、逆行性射精及不射精等,会影响生育问题。性功能障碍患者克服心理上的问题,及时去医院治疗是有必要的。

备育男性警惕影响生育能力的因素

发胶

发胶中含有化学物质磷苯二甲酸盐，会影响男性的激素水平。长期使用发胶的男性，其精子活力、数量明显低于其他人。此外，发胶中含有致癌物质甲醇，它会伤害人的皮肤、眼睛等，影响男性健康。

防腐剂、美容美发用品

研究证明，防腐剂、美容美发用品等含有雌激素样作用的物质，会影响男性的性腺发育，导致男性弱精子症和睾丸癌等。备育男性要少吃含有防腐剂的食物，如方便面、火腿肠等，多吃新鲜的食物。一般来说，加工食品的保质期越长，其所含防腐剂就越多。备育男性在美发前，要先检查头皮是否有伤口、皮炎等；美发后要彻底把头发和头皮洗干净。

装修材料

装修材料中的水溶性染料和其他物质中的乙二醇醚，有可能导致精液质量下降。

过多使用香水和香皂

美国科学家研究发现，香水中含有一种名为"酞酸二乙酯"的化学物质，能够损害成年男性精子的DNA。香皂和香水以及其他一些芳香类制品中通常含有这种物质。建议备育男性应减少使用香水的次数。

性生活混乱

婚外性行为和"一夜情"的直接后果就是容易患上淋病、梅毒、生殖器疱疹甚至艾滋病等恶疾，这将损害男性的生殖功能，使精子的存活率降低。

吸毒

吸毒会使血液中的睾酮水平下降，长期吸毒还可致假阳痿，削弱生殖能力，导致射精无能或者精子质量不高，从而不育。即使怀孕了，也容易发生胎儿畸形或者发育不良、死胎等。

备育男性的饮食调养方案

备育男性的营养和优生

精子的生存需要优质蛋白质、多种维生素、矿物质等，如果男性偏食，饮食中缺少这些营养素，精子的生成就会受到影响，可能会产生一些"劣质"的精子。

因此，备育男性要做到在每种食物都均衡摄入的前提下，多吃些富含锌、精氨酸等有利于精子生成的食物，如牡蛎、甲鱼、河鳗、墨鱼等。

备育男性一定要吃的壮阳食物

有些食物可以提高精子质量、增加精子数量，适当食用还可以提升备育男性的男性魅力。

食物	壮阳功效	食用宜忌
枸杞子	补肾益精、养肝明目。对肝肾阴亏、腰膝酸软、头晕目眩、遗精有很好的疗效。能够增强性功能	由于它温热身体的效果相当强，正在感冒发烧、身体有炎症、腹泻的人不宜食用
香蕉	香蕉中富含镁，镁可以增强精子的活力、提高男性的生育能力	香蕉性寒，故脾胃虚寒、胃痛、腹泻者应少食，胃酸过多者最好不吃
羊肾	补肾益精。主治肾虚劳损、腰脊冷痛、足膝痿弱、耳鸣、耳聋、阳痿、滑精、尿频等。能有效增强性功能，改善"性趣"不足	由于羊肾能够显著增强性欲，所以不宜经常过量食用
桑葚	桑葚是桑树的果实，又叫桑果。能补肝、益肾、滋补阴液。主治肝肾阴亏引起的各种症状	脾胃虚寒、腹泻者不宜食用

续表

食物	壮阳功效	食用宜忌
牛肉	中医认为，牛肉有补中益气、滋养脾胃、强健筋骨的功效。牛肉中的锌含量丰富，锌不但是构成精子的重要元素，还和精子的生成过程密切相关	牛肉不宜常吃，以一周一次为宜。患有感染性疾病、肝病和肾病的人要慎食
牡蛎	牡蛎中锌的含量是目前所知的天然食物中最丰富的，是天然的补精良药	皮肤病患者忌食。脾胃虚寒、慢性腹泻者不宜多吃
鹌鹑	具有益中补气、强筋骨、补血填精的功效。对肾精不足引起的腰膝酸软、夜尿频多、阳痿、早泄等有一定食疗效果	感冒期间不要食用。不宜与猪肉一同食用
鳙鱼	俗称胖头鱼，具有温肾益精、补脾暖胃的功效。特别适合肾阳不足的人食用	鳙鱼性热，容易上火的人宜少食
甲鱼	有滋补强身、益气填精、滋阴养血之功效，对肝肾阴虚者特别有益	可偶尔食用，不宜常食。食欲缺乏、消化不良、脾胃虚寒者慎食。肝炎患者不宜食用

 马大夫好孕叮咛

"起阳草"让备育男性"雄起"

韭菜是一种常见的蔬菜，它还具有一定的药用价值，除了可降低血脂外，助阳固精的作用也很突出，因此有"起阳草"之称。

医学研究证明，韭菜具有固精、助阳、补肾、暖腰膝的功能，适用于阳痿、早泄、遗精等病症，是男性之友，尤其适用于备育男性。

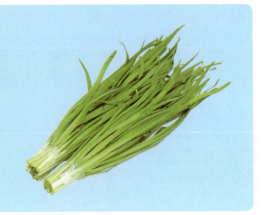

孕前，这些影响男性性功能的食物要远离

孕前要远离的食物	危害
莲子心	清心泻火，可以降血压，有养心、安神、止汗的功能，但吃多了会降低性欲
鱼翅	鱼翅中的汞等重金属的含量较高，容易造成男性不育。人体内汞含量过高还会损害人的中枢神经及肾脏，所以备育男性不宜食用
菱角	可平男女之欲火。《食疗本草》中说："凡水中之果，此物最发冷气，人冷藏，损阳，令玉茎消衰。"

备育男性的饮食禁忌

1. 加热饭菜的时候，不要用泡沫塑料饭盒，或聚乙烯饭盒，因为在加热的过程中，饭盒中的化学物质会被释放出来，对人体产生危害，直接影响男性的身体健康和生育能力。瓷器铅含量高，用于加热饭菜时也会对人体有害，应该避免使用。应该用微波炉专用饭盒加热饭菜。

2. 冰箱里的熟食一定要加热之后再食用，否则会有大量细菌。冰箱里的制冷剂对人体也有危害，所以，不要将食物长时间放在冰箱里。

3. 水果皮虽然有丰富的营养，但是农药含量也很高，所以，如果水果洗得不干净要尽量削皮。

4. 肥大的茄子大多使用催生激素催化而成，对精子的生长不利，备育男性最好不要多吃。

5. 蔬菜要洗净，放入清水中浸泡一段时间再下锅。带皮的蔬菜要去皮、洗净。若生吃蔬菜，除了要泡洗外，还要用开水烫一下，这样虽然可能损失一些营养，但农药的成分会减少很多。

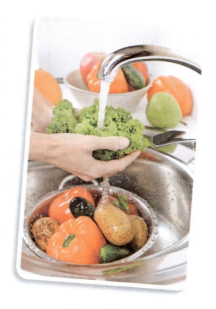

新鲜瓜果蔬菜用小苏打水浸泡10分钟，用清水冲洗干净，可去除大部分有机磷农药残留。

运动要适度，打造"优育"好男人

剧烈运动会影响精子的产生

备育男性提倡适当运动，但剧烈运动排除在外。因为剧烈运动会消化大量的能量，增加机体对氧气的需求量，甚至人体呼吸加深加快也无法满足机体对氧气的需求。在缺氧状态下，为人体提供能量的葡萄糖会改变策略，发生无氧酵解，从而产生大量的乳糖等酸性代谢物。一些酸性代谢物通过血液循环进入睾丸，睾丸出于自卫，会产生氧化应激反应，从而导致大量的活性氧成分，如果活性氧超出了精液的抵抗能力，就会损伤精子。精子质量受损会导致受孕概率降低，甚至会导致暂时性不育。

剧烈运动后精子复原需要时间

很多男性身体健康，没有不良嗜好，但是也无法生育，归纳起来，竟是经常进行剧烈运动惹的祸。但也不必过于担心，剧烈运动会对生育力造成影响，但是不至于导致永久性不育症。停止剧烈运动后，充足的休息和服用能提高精子活力的药物，几个月后精子活力、密度就会恢复正常。但是剧烈运动后再恢复，这中间需要花好几个月的时间，实在是不划算。

备育男性暂时告别长时间骑车运动

长时间骑车会导致脆弱的睾丸外囊血管处于危险之中，所以应尽量避免。如果一定要长时间骑车，最好穿上有护垫的骑行短裤，并选择具有良好减震功能的自行车。

做一做提高性功能的运动

性功能与生育能力有关，和谐的性生活有助于受孕成功。备育男性除了通过食补来提高性功能外，还可以通过运动来达到目的。提高男性性功能的运动主要以锻炼腰腹部、提升臂力为主，全身锻炼为辅，包括跑步、游泳、俯卧撑及仰卧起坐等。

仰卧起坐、俯卧撑、提肛运动，可以让男性下体周围肌肉张力、收缩功能增强，并增强局部血液循环，促进男性下体血液充盈，从而增强男性的性功能。这三项很普通的运动一般人都能够做到。仰卧起坐和俯卧撑，每项每天至少做20个，提肛运动随时随地都可做。

散步是备育男性的优选运动方式

身体各项功能正常是孕育一个健康宝宝的前提。备育男性如果想要一个强健的体魄，就必须进行体育锻炼。而散步这种运动，既不必产生费用，又方便灵活，是备育男性的优选运动方式。

散步时最好快走，以微微出汗的程度为宜，这样具有加快下肢血液循环的良好运动效果。上班族可以在上下班途中适当地以步行代替交通工具，比如提前一两站下车，居住的地方和工作地点比较近的，可以走着去上班。这样既可以为忙碌的生活注入运动的活力，又可以收到意想不到的运动效果。

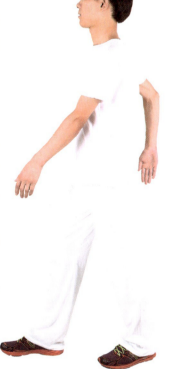

备育男性这样运动最适宜

想要宝宝的男士们要适量、合理地运动，具体来说，有以下几点。

1. 注意运动时间和事前准备。每天的运动时间控制在30~45分钟，不要太长，以不感到疲劳为准。运动时要穿上宽松的衣服，以利于散热。

2. 最好选择那些对身体能够产生一定的锻炼效果，又不会过度劳累的运动。可以在天气好的日子里外出郊游，或者进行慢跑、游泳等舒缓的运动。适量运动的标准是运动结束后四肢不酸、人不觉得累。

3. 运动贵在坚持。定期参加一些自己喜欢的运动，如游泳、散步等，不仅能享受运动带来的乐趣，而且能够缓解压力，对下一代的健康起到很好的促进作用。所以备育男性要坚持运动，并在坚持的过程中培养兴趣，发挥潜能。如果不坚持锻炼，则达不到运动效果。

4. 一些不合适的运动要避免，如剧烈跑步、远途骑车、踢足球等。

专题 马大夫问诊室

备育男性问：经常坐沙发，会损害睾丸的生精功能，不利于精子的生成吗？

马大夫答：男性长时间坐在柔软的沙发上时，整个臀部会陷入沙发中，沙发的填充物和表面用料会包围、压迫阴囊。

当阴囊受到过久压迫时，会出现静脉回流不畅的情况，导致睾丸附近的血管受阻，瘀血严重时可导致精索静脉曲张。

当精索静脉曲张时，睾丸新陈代谢产生的有害物质不能及时排出，睾丸也得不到足够的营养，分泌的睾酮就会减少。睾酮是维持男子性功能和产生精子的动力，一旦缺乏，就有导致男子性功能障碍和不育的危险。

同时，精子生成需要适宜的温度，过久地坐在软沙发上，阴囊被包围受压，温度调节的功能失调，以致睾丸的温度上升，不利于精子的生成。

因此，男性坐沙发时，不要长时间维持一个姿势，坐着时可以时常挪动一下臀部；每40分钟站起来活动一下，可以有意识地起来倒杯水、去趟厕所或在电视播放广告时，站起来走动一下。

备育男性问：备育男性年龄越大孩子智商越低吗？

马大夫答：智力低下的发病率有随备育男性年龄的增高而上升的趋势。从孩子智商方面考虑，一般来说，25~35岁是男人的最佳育龄，因为这个年龄段的男人正值青壮年，除了有良好的身体素质外，经济、事业都趋于稳定，养育孩子的物质条件优越，心理承受能力也较强。虽说男人可终身拥有一定程度的性功能和生育能力，但从优生角度看，还是以不超过35岁为好。男人的精子质量35岁后将有所下降。

因此，还是应该做好人生规划，尽早完成生儿育女这些人生大事。

Part 6

孕前 6 个月
建立适合怀孕的生活方式

如果夫妻二人已经确定好要一个小宝宝的时间了,现在就可以做生活方面的规划了。对于大多数人而言,要小宝宝的经历一生只有一两次,为了让这个过程更加完美,准备是绝对值得的。将来,一个聪明健康的宝宝就是最好的回报。从计划要宝宝的这一刻开始准备吧!

创造一个易于受孕的环境

准备怀孕的女性要远离的工作

1. 会接触到有机溶剂，如四氯化碳、三氯乙烯、甲苯、二甲苯及脂肪烃等的工作，这些有机溶剂容易导致生育能力下降，与自然流产、胎儿畸形也有一定的关系。
2. 干洗行业的工作，容易接触到氯乙烯、氯代炔等。
3. 农业及林业生产中的农药喷洒等工作。
4. 制鞋厂的工作，容易接触甲苯、正己烷、丙酮以及金属工业接触的许多有机溶剂。
5. 容易接触到汽油、苯等的工作。

白领女性备孕须知

白领女性如果准备怀孕，需注意周围的环境。白领女性多处在写字楼中，环境幽雅，远离风吹日晒，但设备先进的现代化写字楼往往存在各种污染源。因此，计划怀孕的女性和准妈妈们要了解办公室里的怀孕杀手。

电脑：电脑容易产生辐射，有可能对胚胎造成损害。所以，在计划怀孕时，应尽量少用电脑，或采取防护措施。

电话：电话听筒上 2/3 的细菌或病毒可以传给下一个拿电话的人，是办公室里传播感冒和腹泻病毒的主要途径。怀孕的女性应减少打公用电话的次数。

空调：如果长时间待在空调环境中，50% 以上的人会有头痛和血液循环方面的问题，而且特别容易感冒。在空调房间里，室内空气流通不畅，负氧离子减少，所以，应该定时开窗通风、排放废气。在备孕期间，应每隔 2~3 小时到室外待一会儿，呼吸一下新鲜空气。

复印机：复印机有静电作用，会导致空气中产生臭氧，容易使人头痛和眩晕。复印机在启动时，还会释放一些有毒气体，一些过敏体质的人会因此发生咳嗽、哮喘等。因此，备孕女性要少接触复印机。

久坐：久坐容易造成血液循环不畅，还会使抵抗力变差。

备孕和怀孕过程中要警惕药物危害

药物是治疗疾病的重要手段,但如果使用不当,便可引起不良反应,甚至还可能造成胎儿畸形。可能引起胎儿畸形的药物就是致畸药物。

受孕前

这个时期,受精卵尚未形成,用药没有大的影响,但可能使精子或卵子染色体畸变,造成精子、卵子异常,从而直接导致精子、卵子死亡。

着床前

这个时期,受精卵与母体无血脉相连,用药没有大的影响,可以适当用药。但如能不用药最好不用药。

胚胎期

胚胎期是胎儿器官的生长发育期,也是对药物的敏感时期,这个时期用药应格外慎重,因为很多药物可以通过胎盘影响胚胎发育,从而造成脊椎裂、颅骨裂、心脏畸形、四肢畸形、无脑儿等。

胎儿期

这个时期,胎儿的五官已经形成,正在继续生长,各器官进一步分化,结构逐步完善。这时用药很少会造成胎儿器官畸形,但容易造成器官功能障碍。如果长期服用甲喹酮可造成胎儿智力低下,其他药物可造成胎儿大脑发育不全、小脑形成不全、脑水肿、小头症等。

准备怀孕的夫妻要特别注意了解有害的药物,见下表。

有害的药物	对胎儿的危害
四环素类药物	容易导致胎儿牙齿、骨骼发育障碍
链霉素和卡那霉素	可导致胎儿先天性耳聋、肾脏损害
氯霉素	可抑制骨髓机能
非那西汀	可导致胎儿骨骼畸形、神经系统或肾脏畸形
巴比妥类	容易影响胎儿的骨骼发育
各种激素	容易导致性别畸形

不要急于怀孕的情况

患有这些疾病的女性应做好孕前咨询和疾病评估

病类	疾病评估
结核病	如果女性有结核病,容易发生不育、流产、早产等情况,还有将该病传染给胎儿的危险,此时怀孕也会威胁准妈妈的身体健康
心脏病	如果女性患有心脏病,在妊娠期间,心脏负担会过重,很容易引起心功能不全,甚至出现心衰症状,造成流产、早产等
糖尿病	患糖尿病的女性容易并发妊娠高血压、羊水过多等症或出现流产、早产、胎死宫内等情况,此时怀孕会增加难产概率或生出巨大儿、畸形儿等
肝脏病	准妈妈本身若患有肝脏疾病,再加上妊娠期肝脏负担加重,容易引起肝功能异常
高血压	高血压患者如怀孕,容易出现妊娠中毒症,而且会发展成重症。要在经过系统治疗后,血压指数正常或接近正常,并听取医生意见后再考虑怀孕
肾脏病	患肾脏病的女性,肾功能正常时可以怀孕,当然,妊娠时会有蛋白尿增多的现象,有些人肾脏病会恶化

长期服用药物的人不要急于怀孕

有的女性患有疾病,需要长期服用某种药物,如激素、抗生素、止吐药、抗癫痫药、抗精神病药物等,这些药物会不同程度地对生殖细胞产生一定影响。

卵子从初期的卵细胞发育为成熟卵子约需3个月,在这段时间内,卵子容易受到药物的影响。因此,长期服药者不要急于怀孕。

各种药物的作用、在人体内储存的时间以及对卵细胞的影响各不相同,不能一概而论。如果长期服药的女性计划怀孕,最好先请医生指导,再确定怀孕的时间。

放松心情来备孕，好孕水到渠成

紧张、焦虑、心理压力大也会引起不孕

很多人求子心切，孕前准备阶段害怕怀不上，因而压力过大，紧张焦虑。其实，结果往往会适得其反。因为焦虑、紧张等情绪会影响体内激素水平的分泌，对怀孕不利。

焦虑抑郁的情绪不仅会影响精子或卵子的质量，使得受孕难，而且即使怀孕了也会影响准妈妈激素的分泌，使胎儿不安、躁动，影响它的生长发育。因此，在这种情况下，最好暂时避孕。

阿泽妈妈经验谈

想怀时怀不上，不想怀时却有了

当时备孕好几个月了，去医院检查也没什么问题，不知怎么回事总是怀不上。当时还挺焦虑的，每天测体温，对排卵期充满期待。后来听了医生的建议，出去旅旅游，散散心，放松一下，回来没多久就有了。

所以，备孕的夫妻一定要保持心情放松。可以参加比较舒缓的瑜伽课程，也可以通过健身来缓解压力，调节心情，让自己平心静气面对这个问题。同时，备孕双方也可以多掌握一些关于怀孕的生理知识，不要因为不懂而乱了阵脚。

压力过大会导致假性怀孕

有些女性结婚后，盼星星盼月亮，恨不得马上让小萌娃到来，可是天不遂人愿，备孕很长时间也没个信儿，还受到长辈过多"关照"，看着别人抱着可爱的娃，心里越发地羡慕。这样每天朝思暮想，最终导致下丘脑及脑垂体的功能紊乱，月经停闭。

闭经后，在体内性激素影响下，小腹会形成肉肉，在强烈的盼子心理因素的作用下，便认为是怀孕了，接着身体还会相继出现挑食和呕吐的怀孕反应。甚至有的女性模拟怀孕的心理作用，体内雌激素和雄激素发生比例失调，会奇妙地感觉到新生命的气息，甚至能感觉到胎动。其实，这纯粹是心理因素在作怪。

备孕夫妻不能仅凭停经就判断是否怀孕，有时突发停经也可能是妇科疾病造成的。因此要确定是否怀孕，最好去医院做一次检查。

心理压力过大时赶快叫停

主动减压

愤怒、悲伤等情绪会导致激素分泌失调,继而对卵子的发育造成影响,引起排卵障碍,而这些反过来又会造成更大的压力,由此产生恶性循环。要主动采取措施,避免压力侵袭。

在腹式呼吸的同时进行冥想

反复进行深呼吸有助于消除紧张情绪、放松身体。当感觉有压力时,轻轻闭上双眼,用鼻子深深地吸气,再慢慢地从嘴里呼气,同时进行冥想。冥想时要坚信自己能静下心来,效果会更佳。

缓解压力的 9 个妙招

1. 善于整体规划,主动应对各种琐事。
2. 有困惑时及早倾诉。
3. 尽量保持乐观的心态。
4. 凡事尽量不要耽搁延迟。
5. 学会分配任务,将手中的事情细分后按重要程度分别处理。
6. 每天都做深呼吸。
7. 多畅想一下美好的前景。
8. 懂得适时说"不"。
9. 适当地进行娱乐休闲活动。

> **宝石妈经验谈**
>
> **每周挑选一天作为奖励日**
>
> 我平时喜欢吃甜的东西,不过听说体内太多的糖分对孕育小生命没有任何好处,所以备孕的时候我一直在克制自己少吃甜食。有时候参加生日会,忍不住吃一块蛋糕,事后又感觉很内疚。有时候都想会不会把自己逼得太紧了,这也不能吃那也不能吃的。后来我想,与其让自己因为这件事郁闷,倒不如建立一种奖励自己的机制,在每周挑选一天作为"奖励日",在这天我能够像以前一样吃甜食,其余 6 天不吃甜食,用这种方式适当放松一下挺好的。

别把怀孕当成唯一"正事儿"

越来越多的女性认识到,压力、生活不规律、生活节奏太快会影响女性的受孕,因此一些经济条件比较稳定的家庭,会让妻子找个闲职或者干脆辞职,专门在家等着造人。但是调查结果显示,这种女性往往更容易患上备孕期心理焦虑症。

因此，备孕期的女性不要把怀孕的事情看得太重，切忌把怀孕当作唯一的"正事儿"。但是为了迎接宝宝的到来，可以适当减少出差、加班、放弃更有诱惑力的工作机会，但是不要没有自己的生活。

备孕的职业女性可以这样做：坚持正常上班，少加班、少出差；不要过于放任自己，即使换了清闲的工作，也要认真完成；根据自己的兴趣爱好，合理安排自己的业余生活。即使辞职在家坐等造人，也不是说没有"正事儿"可做了，每天的饮食起居更要安排好，也可以把养生保健作为自己的"正事儿"，做些修身养性的事情，比如读书、健身、逛街、欣赏音乐会等。

> **悦悦妈经验谈**
>
> **心情放松，升级成功**
>
> 我从3月份开始备孕。从3月到7月的几个月间，我都很认真地测排卵试纸、测体温，在排卵期的那几天，还会注意安排夫妻生活，结果一次次都是以失败告终。回想起来，那几个月的心情真是糟透了。排卵后总忍不住测试，也会把各种的怀孕症状往自己身上安。曾经痛哭过，也怀疑过自己身体是不是有什么毛病，好在老公一直很支持我，也给我打气，说我太紧张啦，放松心情，宝宝自然会来的。
>
> 就这样紧张地备孕了4个月无果后，我决定顺其自然，不再测排卵试纸，不再测体温。年中公司有一次安排出去游玩的机会，我每天都兴高采烈地准备着带什么东西，到地方了怎么玩，完全没有把怀孕放在心上。
>
> 到了月经该来的日子，结果没来，心里就有一点点预感，可能宝宝来了。我忍不住到厕所测了下，第二道杠杠很快就出来了。哇，太高兴啦，宝宝真的来了！

备育男性这样做

备育男性的焦虑心情一样影响好孕

一旦准备要宝宝，有些备育男性比妻子更加焦躁不安，担心是否怀得上、怀上了是否能坐住胎、是否能顺利生产、孩子是否会健康等。这样不健康的情绪虽然可以理解，但会影响精子质量，并且会将坏情绪传染给妻子。

因此，如果双方决定要宝宝，备育男性一定要进行自我心理疏导，不要在精心呵护备孕妻子的同时，让自己的心绪失了淡定。怀孕不是一朝一夕就能完成的事情，更不是一件多么艰巨的任务，而是顺其自然、顺理成章的一个过程。着急、担心、焦虑，都不会为怀孕带来任何益处，反而会给备孕造成负担。

从现在开始纠正不良的生活方式

"好习惯"也可能对怀孕不利

已婚女性患尿路感染的风险是同龄未婚女性的两倍以上。有的女性性生活后会马上排尿，让尿液发挥其冲洗尿道的作用，减少细菌的滋生，这是一个很好的习惯，有利于减少尿路感染的风险。但是对于备孕女性来说，这招就不适合了，因为性生活后马上排尿，会让精液迅速流出，不利于怀孕。

另外，由于立式体位和坐式体位能很好地刺激女性阴蒂，容易让女性达到性高潮，有利于夫妻间的性和谐。但是这两种体位都不利于受孕。

由此看来，平时的好习惯却可能成为女性不孕的罪魁祸首。

那么，怎么做才能健康受孕呢？在性生活前最好排尿、沐浴，女性清洗会阴部、男性清洗外生殖器。性生活后，女性应该在床上平躺静卧1小时，最好在臀部垫一个枕头，尽量让宫颈浸泡在精液中，给精子足够的时间和机会，去奔赴和卵子的约会。1小时后，再进行排尿、清洗。

经期性生活，让造人大计受重创

很多年轻人对经期性生活一知半解，不能控制感情冲动，因此经期屡闯禁区。殊不知这样会有损女性的健康。从临床上看，这种情况多发生在年轻人中。

很多妇科疾病，如盆腔炎、子宫内膜炎、输卵管炎症、子宫内膜异位症等，都与经期不洁的性生活有很大关系，严重的还会引起不孕。因此青年情侣们，为了自己和未来宝宝的健康，应该避免在经期进行性生活。

女人贪凉，伤害你的孕能力

子宫喜暖而恶寒，因此女性下半身着凉时易导致宫寒，主要表现为手脚冰凉、痛经。同时，宫寒还会导致月经不调、白带异常、阴道内环境发生变化等情况，从而引发阴道炎、盆腔炎以及子宫内膜异位症等病，进而引发不孕。

备孕的女性尤其要注意"暖宫"，在日常生活中注意一些细节，如寒冷时注意保暖；夏天不要吃过多冷饮；经期注意保暖；避免用冷水洗澡；注意保护肚脐、脚心不受凉等。女性月经期间身体更脆弱，千万不要吃冷饮，夏季夜间睡觉时也要盖上肚子，以免子宫受寒。

要注意清洁，但不要过分

同房前后认真清洗私密处就可防病，这样的观点并不完全正确。据报道，使用阴道冲洗液的女性比不用阴道冲洗液的女性盆腔感染危险率增高了73%。这是由于冲洗液破坏了阴道的自洁功能，导致病原菌趁虚而入，沿宫颈上行至子宫和输卵管，引发盆腔感染。

凡事过犹不及，女性的自身清洁工作只要做到以下几点就可以了。

1. 健康女性每天清洗私密处一次即可。同房前可清洗私密处，但事后没有必要再次清洗，因为在亲密过程中，女性阴道自身会分泌一种杀菌物质。

可乐妈经验谈

想要男孩——苏打水冲洗反致阴道炎

在很多所谓的"生男秘籍"中，有一条是"碱性体质的女性更容易生男孩，酸性体质更容易生女孩"。我身边有个朋友为了提高精子的受精率，生一个男宝宝，大量吃碱性食物，饮用苏打水，甚至用碱性的苏打水冲洗阴道。但是从结果来看似乎没什么用，并且由于苏打水冲洗阴道破坏了阴道内的酸碱度平衡，导致阴道内菌群失调，引发了阴道炎。唉，有些人为了生男孩也是蛮拼的！

2. 直接用清水冲洗即可，不必使用药物和阴道冲洗液，更不应进行阴道灌洗。

上班族要注意，熬夜也能熬出不孕不育症

长期熬夜的人患慢性疾病的概率比抽烟或喝酒的人还要高出28%，并且身体的部分器官会受到损害，比如导致内分泌失衡、免疫力下降、性功能与生精造精功能下降、卵巢早衰等，严重的还会导致不孕不育。

对于年轻的上班族来说，如果身体检查正常，就可以先不用吃药，可以先从改善生活习惯做起，一般都能怀上，如果怀不上，再进行药物干预。

科学避孕，你需知道的误区

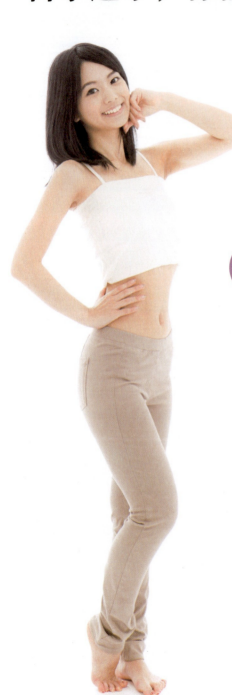

在备孕期间，很多备孕夫妻都面临这样的问题：还没有准备充足，担心一不小心就提前怀上，暂时采取什么样的避孕措施好呢？以下是备孕夫妻遇到的避孕误区。

误区 1 靠体外射精、安全期进行避孕

体外射精这种避孕方式并不靠谱，因为男性在性兴奋时或是排精之前，可能会有精液流出，而精液中可能含有少量精子，会导致怀孕。实践也证明，体外射精是很容易失败的一种避孕措施。

有的女性担心吃药避孕会产生不良反应，因此靠计算安全期来进行避孕。事实上，因为女性的健康状况、情绪波动、环境变化等因素都可能影响排卵，排卵日会提前或错后几天，而男性的精子在女性体内最长可存活 5 天，因此安全期未必是安全的。

误区 2 事前不预防，事后忙吃紧急避孕药

服用紧急避孕药是很多年轻人采用的一种紧急避孕方式。但紧急避孕药并不能作为常规避孕方法。紧急避孕药的有效性有限，仅为 74%~85%，并且有较高的意外妊娠风险。经常服用紧急避孕药对身体的危害较大，比如会产生恶心、呕吐、头痛、头晕等不适，还容易引起月经不调。服用紧急避孕药一年不宜超过三次。

误区 3 短效避孕药会致癌，所以不能吃

因为短效口服避孕药含有激素成分，因此一些女性认为其对人体健康会有负面影响，比如会诱发妇科肿瘤、催大子宫肌瘤、导致肥胖、影响以后生小孩等，从而不愿意使用。其实该药由雌激素、孕激素配制而成，具有多重防护机制，层层防护确保精子卵子不再相遇。如果正确使用，避孕有效性可达 99% 以上。可以说，短效口服避孕药是目前有效性很高且适合育龄人群使用的常规避孕方式。

马大夫好孕叮咛

科学避孕，给自己一个宽裕的准备期

目前避孕的方法很多且它们各有特点，因此女性在选择避孕方法时，既要考虑到方便，更要考虑到效果，还要根据个人的情况，特别是女方的健康情况和所处时期的特点，正确地选择适合自己的避孕方法。

新婚夫妻如果 5 年之内不想生孩子，建议选择宫内节育环。如果只是较短时期之内不想要孩子，半年到一年以后便有怀孕准备的夫妻，建议选用口服避孕药。如果不想吃药，也不想用宫内节育环，可以选择避孕套。哺乳期女性适合宫内节育环或者使用避孕套。流产后恢复期的女性近期最好不要进行性生活。如果术后子宫收缩比较好，可同步放入宫内节育环，以进行长效避孕。但因避孕环脱落而意外妊娠的女性应改用其他避孕方法，最好是口服短效避孕药。更年期的女性可以选择避孕栓或者宫内节育环。其中已经放入宫内节育环的女性在更年期出现月经紊乱时也不要急于取出，待绝经半年到一年时再取出。

如果备孕女性的体重超标，做做瘦身操吧

女性皮下脂肪比较丰厚，且相对集中于乳房、臀部和腹部。但若皮下脂肪积累过多，不仅没有美感，而且会引发多种疾病，尤其是育龄女性，更应重视肥胖对生育的影响。

肥胖不但影响美观，还会大大影响身体素质，容易引起疾病。对于准备要宝宝的夫妻双方来说，超重还是影响怀孕、优生的重要因素。下面的方法很简单，经验证，其瘦身效果比较明显，只要你能坚持，肥胖的烦恼就会一点点消失。

仰卧起坐

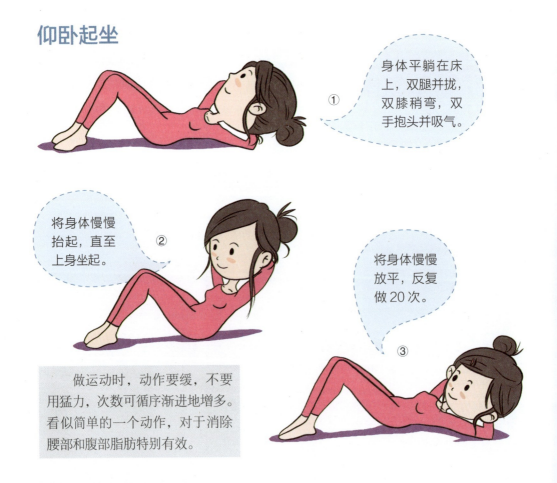

① 身体平躺在床上，双腿并拢，双膝稍弯，双手抱头并吸气。

② 将身体慢慢抬起，直至上身坐起。

③ 将身体慢慢放平，反复做20次。

做运动时，动作要缓，不要用猛力，次数可循序渐进地增多。看似简单的一个动作，对于消除腰部和腹部脂肪特别有效。

抬腿运动

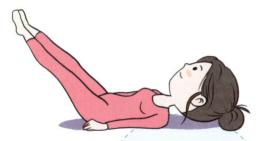

① 仰卧在床上，两腿并拢，慢慢抬起，抬到与身体约呈 120 度角时慢慢放下。注意，膝盖不能够弯曲，肩膀和手臂也不能够用力。

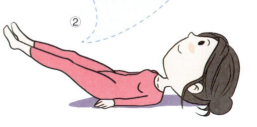

② 在脚离床 40 厘米左右的位置停下来，保持 1 分钟，反复做 10 次。

此动作能够使腰部变得结实，下腹部和胃部赘肉明显减少。

盘腿运动

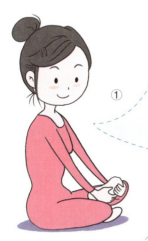

① 盘腿坐在床上，双手抱住处于上方的脚，缓缓抬起到最高点，然后慢慢放下来。反复 3~5 次后换另一只脚在上的盘坐姿势，重复同样的动作。

这两个动作会让腿部和背部都得到锻炼，并有助于减少脂肪。

② 双腿盘坐，双手中指相对，置于膝上。上身缓缓向下弯曲，下颌尽量去贴近双手，然后起身坐直身体。反复 20 次左右。

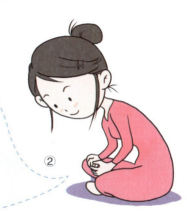

专题 马大夫问诊室

备孕女性问：服用避孕药期间能怀孕吗？

马大夫答：有研究表明，第三代复方短效口服避孕药激素含量低，停药后即可怀孕，且停用避孕药后立即怀孕，对宝宝几乎没有危害。如果服用毓婷之类的紧急避孕药后意外怀孕，若考虑继续妊娠，则要做好产检，尤其是 B 超排畸大检查、唐氏综合征筛查等。长效口服避孕药内含激素成分及剂量与短效口服避孕药有很大不同，最好停药 3~6 个月后再怀孕。

备孕女性问：服用紧急避孕药后的宝宝能要吗？

马大夫答：服用紧急避孕药期间意外怀孕的宝宝能不能要，要结合服用药物的时间和服用药物的种类、剂量等综合考虑。如果服药是在停经 3 周内（末次月经第 1 天开始），则是安全期，此时药物对胚胎的作用是"全或无"，即要么不能要，要么几乎无影响，可以继续妊娠。受精 3~8 周是"高敏期"，此时胚胎分化活跃，对药物的敏感性较高，这个阶段服药的致畸率较高，怀孕期间要严格做好检查。

备孕女性问：流产、宫外孕后多长时间才能再次怀孕？

马大夫答：流产会伤害女性的子宫内膜，而子宫内膜的恢复需要一个过程。一般来说，流产后至少半年才可以受孕。有宫外孕经历的女性，在宫外孕治愈后，要确保输卵管完全疏通后，才能再次怀孕，否则极有可能再次发生宫外孕。临床证明，第一次宫外孕后，再次发生宫外孕的概率为 10%，两次宫外孕后，宫外孕的概率上升至 32%。所以有宫外孕史的女性必须坚持一段时间，待医生检查后认为一切正常才能考虑继续怀孕，以降低再次发生宫外孕的风险。

Part 7

孕前 3 个月
储备好营养，及时排毒素

妊娠早期是胎儿器官分化形成的关键阶段，这一阶段胎儿的营养来源很大程度依靠女性孕前体内的营养储备，所以备孕女性要储备好营养，为宝宝创造一个良好的营养环境。同时，孕前排毒也是诸多女性备孕中一项任务，因为在生活中积聚的毒素而引起诸如便秘等小毛病会影响"好孕"。

有备而孕，先做优质排毒计划

备孕女性，别让毒素阻碍你的"好孕气"

俗话说："要烙出一块好饼，先要有一口好锅。"女性备孕也是一样，要想拥有一个完美的宝宝，首先要调好自己的身体。调养身体并不只是"进补"，同时还包含孕前排毒。

女人随着年龄的增长，身体的代谢率越来越慢，滞留在身体内的废弃物越来越多，尤其是过了30岁之后。因此备孕女性最好能合理规划好生育年龄，同时不时进行"扫毒行动"。

排出损害宝宝健康的血铅

血铅是指血液中铅元素的含量，血铅过高会危害人体健康，还会引起群体性中毒。

备孕的夫妻最好去医院做一次血铅检查，孕前90天是查血铅的最佳时机。如果血铅浓度超标，要先排铅，直至血铅浓度降至安全范围内，再进行受孕。

如果女性在怀孕后才发现自己血铅超标，此时进行干预性驱铅治疗，肯定对腹中胎儿不利，因此孕前是查血铅、拍血铅的最佳时机。

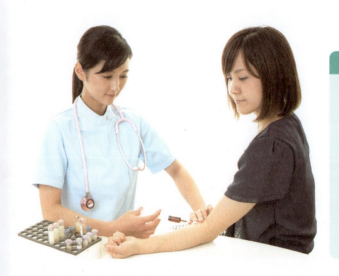

备育男性这样做

备育男性也要积极查血铅

铅有致畸的危险，因此备育男性体内铅含量超标也会伤害胎儿。从事石油行业、冶金行业、蓄电池行业的男性更容易造成高血铅，为了孕育出一个健康、聪明的宝宝，更应该查血铅。

睡眠排毒是孕前最好的"滋补品"

女人睡眠质量好,自然皮肤更光滑有光泽,精气神更好,看起来更漂亮。在备孕期,除了健康的饮食和必要的运动外,充足的睡眠必不可少,它既可以帮助备孕女性排空毒素,又有助于宝宝的健康,还能让脸蛋更美丽,何乐而不为呢?

人体进入深度睡眠以后,身体放松下来,血液会集中到各个脏器,各脏器马不停蹄地工作,对自己的内部进行修复和补充,加快新陈代谢,使毒素排出体外,体质自然会更强。

每天作息规律,有8小时左右的睡眠时间,形成一套属于自己的生物钟,容易做到睡眠充足。

睡眠排毒时刻表

时间	排毒器官(系统)
01:00~03:00	大肠排毒
03:00~05:00	肺排毒
05:00~07:00	肾脏排毒
07:00~09:00	小肠大量吸收营养
21:00~23:00	免疫系统排毒
23:00~01:00	肝脏排毒

午睡也不能放松

在下午上班之前的那段时间小憩一下,是为身体加油的好方法,有助于下午精力充沛地进入"战斗状态"。但是午睡也是有讲究的。午睡不要趴在桌子上睡,最好能到沙发上睡,没有沙发的,可以在办公室比较宽敞的地方备一张午休床,不用时折叠起来。午睡的地点最好选择安静的休息室和会议室。睡眠时间保持15~30分钟就好。如果醒来后无法马上清醒,可以慢慢站起来喝杯水再工作。

为怀孕做好营养储备

孕前3个月的饮食原则

加强营养

孕前3个月,夫妻双方都要加强营养,以提供健康、优良的精子和卵子,为优良胎儿的形成和孕育提供良好的物质基础。

饮食上多吃一些富含动物蛋白质、矿物质和维生素的食物。夫妻双方可以根据自己的情况,有选择地安排好一日三餐,并注意适量多吃水果。经过一段时间的调养,双方体内储存了充足的营养,身体健康、精力充沛,从而为优生做足准备。

良好的饮食习惯

不同食物中所含的营养成分不同,含量也不等。有的含这几种,有的含那几种;有的这几种含量多些,有的那几种含量多些。因此,最好吃得杂一些,不偏食、不忌嘴,什么都吃,养成好的饮食习惯。

避免各种被污染的食物

尽量选择新鲜、天然的食物,少食含食品添加剂多的食品。

蔬菜应吃新鲜的,并充分地清洗干净,水果最好去皮食用,避免农药危害。

尽量饮用白开水,少饮各种咖啡、甜饮料等饮品。

家庭炊具中尽量使用铁锅或不锈钢炊具,避免使用铝制品及彩色搪瓷制品,以防铝元素、铅元素等对人体细胞产生伤害。

悦悦妈经验谈

偏食是怀孕的拦路虎

老公从小就被婆婆给惯坏了,现在还有点小孩子的脾气,并且吃东西挑食,他爱吃的食物一只手能数过来,因此看起来身体明显比别人瘦些。想要个健康的宝宝一直是我们的心愿,但我很担心他吃不好会影响要宝宝,真是头疼。不过老公挺有自知之明,备孕的那段时间,每天他会让自己尝试一两种新的食物,并且有意识地补充叶酸,看着他一天天的变化,我喜在心里,也不时地给他打气,尽量把每天的饭菜做得更用心一些。孕前体检结果出来时,发现老公身体各项指标都正常,真是好开心!心里的一块石头终于落地了。

孕前 3 个月宜吃的食物

宜吃食物	功效分析
各种水果	水果中含多种维生素，能在胎儿生长发育的过程中起到促进细胞不断生长和分裂的作用
小米、玉米	其中的蛋白质、钙、胡萝卜素、维生素 B_1 及维生素 B_2 的含量，都是大米和面粉所不及的，是健脑、补脑的主食
海产品	为人体提供易被吸收利用的钙、碘、磷、铁等矿物质，能促进大脑的生长发育、防治神经衰弱
黑芝麻	含有近 10 种重要的氨基酸，是构成脑神经细胞的主要成分
木耳	胶质能把残留在消化系统中的杂质等吸附在一起，排出体外，从而起到清胃涤肠的作用；木耳还具有滋补、益气、养血、健胃、止血、润燥、清肺等作用
核桃	对大脑神经细胞有益，能帮助胎儿大脑发育
花生	含极易被人体吸收利用的优质蛋白质；还含各种维生素、碳水化合物、卵磷脂、人体必需的胆碱等，对人体有益

减少咖啡饮用量

备孕女性小剂量摄入咖啡因并不会增加流产、低体重儿等不良后果的发生，但是摄入过多，可能和流产率增高有关。咖啡中的咖啡因会通过胎盘进入胎儿体内，对胎儿的中枢神经系统造成损害，从而影响胎儿的智力发育。此外，婴儿出生后，哺乳妈妈若接触咖啡，其中的咖啡因也会随着乳汁进入婴儿体内，从而危害其健康。因此，平时习惯喝咖啡的备孕女性要限制咖啡饮用量，一天不要超过 2 杯。

阿泽妈妈经验谈

减少咖啡因的摄入可以这样做

对于经常饮用咖啡特别是每天都饮用大量咖啡的备孕女性来说，如果突然停用会有很多不适，表现为疲倦、恶心、头痛、困倦、手抖、情绪波动等。那么怎么减少咖啡因的摄入呢？我建议想要宝宝的女性慢慢减少咖啡的饮用量，比如每天减少一杯。

备育男性这样做

备育男性需要纠正的饮食习惯

1. 纠正不喜蔬果的习惯。蔬果中含有的营养物质是男性生殖活动所必需的，若长期缺乏，有可能妨碍性腺正常的发育和精子的生成，从而使精子减少或影响精子的正常活动能力，严重的还有可能导致不育。

2. 戒烟酒。大量吸烟会导致男性性欲下降甚至出现阳痿，还易使维生素C大量流失。而其毒性分解产物容易引起自身染色体畸变，并使宝宝畸形。

3. 吃海鲜要适可而止。研究发现，备育男士若过多食用鱼、虾及蟹等海鲜会影响精子的活力及数量，还会损害身体。因此，吃海鲜要适可而止。

马大夫好孕叮咛

要根据时令和身体状况来吃壮阳食物

韭菜、牡蛎、牛肉、枸杞子、香蕉……这些日常饭桌上的普通食物，确实有壮阳补肾的功效。但在食疗时如何正确进食，有什么是需要特别注意的，却很有讲究。如果食用者没有根据自身的具体情况正确食用，不仅不能达到食疗的目的，还容易伤害身体。

首先，根据时令做出适当的选择。如广州气候炎热，尤其是夏季容易上火，食用时必须掌握好量，不要过量或连续多次食用。特别是鞭类食物，由于所含激素多，较适宜秋冬进补；夏季可以选择西洋参等凉补的食材。

其次，根据自己的身体状况来定。个人因为年龄、体质等的差异，进补也会不同。如年纪大的人不宜过补，燥热体质的人不宜在夏季食用过多补品。

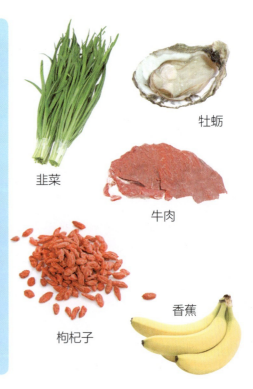

韭菜

牡蛎

牛肉

枸杞子

香蕉

3种不同类型的备孕女性应该怎么吃

普通女性孕前怎么吃

一般的女性饮食上没有太多的限制，保证营养均衡是最基本的原则。但是，为了打造一个更健康、更好的身体来孕育宝宝，饮食上要注意下面几点：

1. 用餐时保持愉快的气氛，最好不要分心，如看电视、想工作等。
2. 避免吃辛辣刺激性的食物。
3. 选择当季的水果，变换购买种类，每天摄入200~350克。
4. 早餐和午餐应尽量多吃点，晚餐要少吃点。睡前3小时不要吃东西。
5. 吃饭时要细嚼慢咽，可帮助消化、吸收营养。

消化不良的女性孕前怎么吃

日常生活无规律，如工作紧张、饥饱无度等容易导致消化不良。这种类型的女性因为体内热量过高或体力不足，使得肠胃功能较弱。

消化不良饮食措施

1. 将少量营养价值高的食物做成容易消化的食物食用，尽量避免食用寒性食物和有酸味的食物。
2. 最好采用少食多餐的方式，一天分4~5次进餐。
3. 饭后要充分休息。

过敏体质的女性孕前怎么吃

过敏体质的女性身体比较娇贵，想要宝宝就要改善过敏体质，营造良好的孕育环境。可以从饮食入手。

过敏体质饮食措施

1. 螃蟹、鲍鱼、田螺等海产品都属于发物，过敏体质者特别是荨麻疹、过敏性哮喘和过敏性皮炎的人都要远离。
2. 慎重选择异性蛋白类食物，肉、肝、蛋类都应熟透再吃。日常多吃糙米、蔬菜，可帮助改善过敏症状。

肥胖的女性需要恢复正常体重，才更有利于怀孕

看看自己是否超重

BMI（身体质量指数）= 体重（千克）÷ 身高（米）^{2}

等级	BMI值	等级	BMI值
轻体重	BMI<18.5	超重	24≤BMI<28
健康体重	18.5≤BMI<24	肥胖	BMI≥28

有助于减肥的饮食习惯

如果你准备生一个健康的宝宝，就不要过于肥胖。如果已经是偏胖体型，就需要在日常饮食和生活中多加控制，尽快采取有效措施。

减肥饮食措施

1. 避免过量进食，减少摄入高脂肪的食物。
2. 调整排便机能，将多余的废物排出。

肥胖备孕女性必知的减肥食物清单

有效的食物	生的食物	生蔬菜、水果、蔬菜汁、生鱼片等
	酸的食物	醋拌菜、酸梅、带皮柠檬、橘子等
	其他食物	荞麦、海藻类、南瓜、牛蒡、木耳等
少吃的食物	油腻食物	油炸类、炒菜、肥肉、奶油等
尽量避免吃的食物	甜食	砂糖、点心类
	烤焦的食物	烤焦的吐司、锅巴、烤鱼、烤肉等
	其他食物	火腿、香肠等

减肥菜谱推荐

猕猴桃绿茶汁

材料 猕猴桃 60 克,绿茶 6 克。
调料 柠檬汁少许。
做法
1 猕猴桃对半切开,用小勺挖出果肉。
2 将所有食材放入榨汁机中,加入适量饮用水和少许柠檬汁搅打成汁后倒入杯中即可。
功效 猕猴桃富含多种酶,绿茶含有儿茶素,两者搭配可以促进脂肪燃烧,预防肥胖。此外,猕猴桃富含的维生素 C 和绿茶中的儿茶素都有很好的美白、抗氧化等功效。

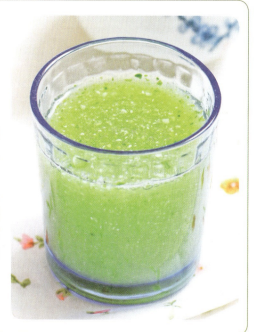

酸爽魔芋

材料 魔芋 300 克,心里美萝卜、白萝卜各 100 克,尖椒半个。
调料 醋 20 克,料酒 10 克,白糖 15 克,胡椒粉、盐各适量。
做法
1 将醋、白糖搅拌均匀,调成糖醋汁;尖椒洗净,切片;将两种萝卜洗净去皮,切片,用糖醋汁腌 4 小时。
2 魔芋切片后用沸水焯一下,捞出沥干,切条。
3 油烧至五成热放胡椒粉炒香,倒入魔芋条翻炒,倒入料酒盖锅盖焖一会儿,开锅后倒入萝卜片、尖椒片,调入盐,再翻炒至开锅即可。

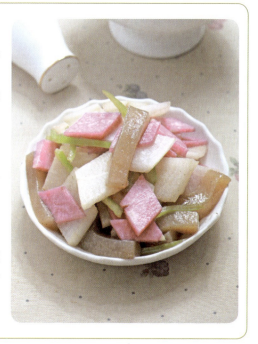

素食备孕女性怎么吃

素食者备孕需要额外补充的营养素

维生素 B_{12}

由于维生素 B_{12} 主要存在于动物性食物中,因此,素食者容易缺乏维生素 B_{12}。素食者可以适量吃紫菜,紫菜中维生素 B_{12} 的含量可以和鱼类、蛋类相媲美;也可采用蚝油来佐餐,蚝油可提供丰富的维生素 B_{12}。腐乳、豆豉、臭豆腐、酸豆浆、豆瓣酱、酱油等发酵豆制品及菌菇类、麦片也富含维生素 B_{12}。纯粹的素食者必须在饮食中添加强化豆浆或维生素补充剂。

蛋白质

素食者可以把一些食物搭配在一起吃,以满足蛋白质种类均衡的需求,如可以将豌豆和大米、通心粉和奶酪等搭配在一起吃。但这对于严格的素食者比较困难,严格的素食者可以适量吃些蛋白粉。

锌

饮食中的锌一般是由肉制品提供的,素食者如果希望通过素食方式获得锌,带皮土豆、四季豆、芝麻、苹果和通心粉都是不错的选择。

铁

铁主要存在于动物性食物中,素食者可以从五谷杂粮中摄取铁。另外,铁必须有维生素 C 的帮助才能转化为造血所需的形式,因此,在吃含铁的食物时要同时吃一些猕猴桃、鲜枣、橘子等富含维生素 C 的食物。

脂肪

过多摄入脂肪对身体健康没有好处,但如果身体缺乏脂肪也会对健康造成影响。素食并不代表就要远离脂肪,可以用植物性脂肪来代替动物性脂肪,如植物油、豆类、豆制品、坚果这些食物里都富含植物性脂肪,并且不含胆固醇和饱和脂肪酸,含有丰富的不饱和脂肪酸,可以有效地预防心血管病、高脂血症、脂肪肝和肿瘤等疾病的发生。

> **素食者中的三种不同人群**
> 1. 可吃蛋类、奶类和植物性食物的素食者。
> 2. 可吃奶制品、植物性食物的素食者。
> 3. 只吃植物性食物的严格的素食者。

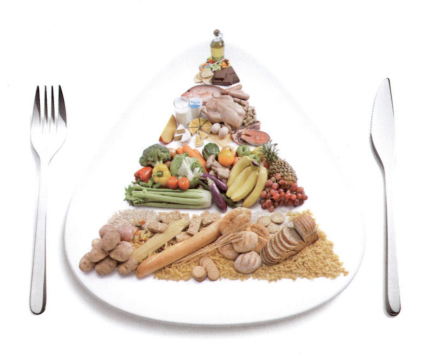

二二一比例进餐法

世界卫生组织和英国、美国卫生部推崇素食者采取"二二一比例进餐法"。所谓"二二一比例进餐法",即将食物尽量按照两份五谷杂粮、两份蔬菜水果、一份蛋白质(如豆类等)的比例进行配餐。

在这份饮食清单里,两份五谷杂粮是基础,建议素食备孕女性每天摄取300~500克,并以玉米、小米、糙米、燕麦、大麦等全谷类为主。每天两份蔬菜水果是必不可少的,对于素食备孕女性来说,每天的食用量应在500~700克,并且要吃当季的。一份蛋白质是必要的营养补充,素食备孕女性应多以豆类食品为主导,因为它能为素食者提供身体必需的蛋白质。

素食备孕女性要吃一些坚果

核桃、瓜子、松子等坚果中含有不饱和脂肪酸,能够促进宝宝的中枢神经系统的发育,所以备孕女性每天可以吃40克左右的坚果,大概一小把的量。但坚果的热量比较高,所以不可多吃。

最佳受孕环境微量元素来帮忙

补碘预防"呆小病"

甲状腺需要碘才能发挥正常的作用。备孕女性如果长期摄入碘不足，生出的宝宝会甲状腺功能低下，会影响中枢神经系统，特别是对大脑的发育也有影响，还可能导致生长缓慢、反应迟钝、面容愚笨，成年后的身高也不足130厘米，即"呆小病"。孕前补碘比孕期补碘对宝宝大脑发育的促进作用更明显，如果孕后5个月再补碘，就起不到预防作用了。

补锌预防先天畸形

女性如果缺锌，可能会影响胚胎的发育，导致各种先天畸形。男性如果缺锌，会导致性欲低下、精子数量减少。因此备孕夫妻应该多吃富含锌的食物，如瘦肉、牡蛎、芝麻等。

补铜促进胎儿正常发育

准妈妈如果缺铜，可能会影响胚胎的正常分化和发育，还可能会导致胎儿先天畸形，以及胎膜早破、流产等异常情况。因此，女性在备孕期间就要合理摄入铜，适当多吃动物肝脏、粗粮、坚果等铜含量较高的食物。

 马大夫好孕叮咛

微量元素补充要适量，过量会适得其反

人体必需微量元素主要有碘、锌、硒、铜、钼、铬、钴、铁等。有些备孕女性可能由于缺乏微量元素或其配比不合理而引起营养缺乏，如缺铁性贫血。但备孕女性微量元素的补充需谨慎，过量补充可能导致中毒，结果适得其反。

一般来说，备孕女性只要饮食多样、营养均衡，一般很少会出现营养不良的情况，不需要额外服用微量元素补充剂，如果有特殊情况需要补充，也应在医生指导下服用。

补锰促进胎宝宝智力发育

准妈妈缺锰也会影响胎宝宝智力发育，并且还可能导致胎宝宝畸形，如关节严重变形。一般经常吃五谷杂粮和蔬菜的人不会发生锰缺乏，但若只吃加工得过于精细的米面，就可能造成锰摄入不足。因此，备孕女性应该多吃些蔬果、粗粮。

提前 3 个月补充叶酸

一定要重点看

叶酸能有效预防胎儿神经管畸形

叶酸对备孕女性和准妈妈非常重要。研究发现，孕早期缺乏叶酸是引起胎儿畸形的主要原因。因为神经管闭合发生在胚胎发育的 3～4 周，缺乏叶酸易引起神经管不闭合而导致以脊柱裂和无脑畸形为主的神经管畸形。

很多女性在得知自己怀孕后才开始补充叶酸，这时已经是受精后的半个月了，这容易使早期胎儿的脑部和脊髓因得不到足够的叶酸而发育不全，从而导致脑部和脊髓缺陷的发生。因此，女性应在准备怀孕前就开始补充叶酸。

> **马大夫好孕叮咛**
>
> **叶酸与维生素 C 补充剂不可以同时服用**
>
> 实验证明，叶酸在酸性环境中容易被破坏；而维生素 C 在酸性环境中则比较稳定。二者的稳定环境相抵触，如果在补充叶酸的同时服用维生素 C，二者吸收率都会受影响。二者最好间隔半小时以上服用。

孕前怎样补充叶酸

每日建议摄取量：备孕女性最好在准备怀孕前 3 个月开始，每天摄取 400 微克的叶酸。

备育男性这样做

预防宝宝畸形，备育男性也要服叶酸

对于想做父母的夫妻来说，不仅女性需要补充叶酸，男性也需要补充。叶酸在人体内能和其他物质结合成叶酸盐，如果男性体内缺乏叶酸盐，容易增加宝宝出现染色体缺陷的概率。此外，一些调查结果显示，男性精子含量低也与体内缺乏叶酸有关。所以，建议男性也补充叶酸。

摄取来源：叶酸的膳食来源主要是各种蔬菜、动物肝脏、蛋黄等。叶酸制剂也是叶酸的良好来源。

摄取方式：我国居民每日平均从膳食中获得 50～200 微克叶酸，这是不能满足孕妇需要的。所以，准备怀孕的女性需要吃叶酸制剂。

常见食材中叶酸含量表（每 100 克可食用部分）

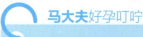

食材	叶酸含量
猪肝	425.1 微克
菠菜	116.7 微克
油菜	103.9 微克
北豆腐	39.8 微克
开心果	34.5 微克
小麦粉	23.3 微克
小米	22.4 微克

马大夫好孕叮咛

从食物中摄取的叶酸远远不够，必须补充叶酸制剂

虽然含有叶酸的食物有很多，但因为叶酸很容易流失，从一般的饮食中不太容易摄取到足够的量，所以建议准备怀孕和处于怀孕初期的女性补充叶酸制剂。

需要重点补充叶酸的人群

需要重点补充叶酸的人群	原因分析
年龄超过 35 岁的备孕女性	受孕后卵细胞的纺锤丝老化，生殖细胞在减数分裂时容易出现异常，从而生出畸形宝宝
曾有一胎患神经管缺陷的备孕女性	准妈妈再次发病的概率是 2%～5%，曾有两胎同样缺陷者，概率更高，而患者的同胞姐妹发病的概率也会比正常人高
吃不到绿叶蔬菜及柑橘的备孕女性、高原地区的备孕女性	容易缺乏叶酸，导致胎儿先天畸形
过于肥胖的备孕女性	肥胖可能会引起身体新陈代谢的异常，并由此导致胚胎神经系统发育变异，因此，生出神经管畸形儿的概率高

吃些天然的助性食物吧

豆浆可双向调节雌激素

女性体内的雌激素可以保证卵巢功能正常。大豆中的大豆异黄酮又称植物雌激素，其结构和女性体内的雌激素接近。女性35岁以后，体内雌激素偏低、卵巢功能衰退，多喝豆浆对卵巢功能有利。

大豆异黄酮可以双向调节人体的雌激素：当雌激素不足时，可以起到类雌激素的效果；当雌激素过剩时，又能起到抗雌激素的作用。从而降低患乳腺疾病的风险。

马大夫好孕叮咛

不能仅靠豆浆助孕

备孕女性可以把豆浆纳入日常膳食之中，但是豆浆毕竟仅是食物，不能代替药物的作用，多囊卵巢综合征、高雄激素血症引起的不孕，肯定不能靠喝豆浆来治疗。举例来说，仅1毫克的补佳乐里面的活性植物雌激素就相当于20升豆浆所含的。所以对依靠豆浆来助孕的期望不要太高。

备孕时饮用酸奶益处多

酸奶中的有益微生物可以促进肠道蠕动，加速体内废弃物的排泄，尤其适合便秘患者。备孕的女性如果大便不通畅，可以每天喝点酸奶，因为便秘会导致体内毒素蓄积，不利于胎儿健康。并且酸奶是由牛奶经过乳酸菌发酵而成，营养价值不比牛奶差，且更易于消化和吸收。

马大夫好孕叮咛

酸奶虽好，但不能多喝

酸奶虽好，也不能多喝，否则会导致胃酸过多，影响胃黏膜和消化酶的分泌，降低食欲，破坏人体内的电解质平衡。有脾胃虚寒、腹胀的人，更不宜多饮。健康的人每天宜饮用250～500毫升酸奶。

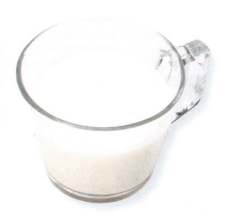

将可能影响怀孕的障碍一一清除吧

女性要重视月经推迟现象

由于月经推迟有可能演变成闭经,因此,一旦月经推迟,就应该给予充分的关注。

月经周期建立后停止3个周期称为闭经,闭经多发人群为卵巢机能尚未完全成熟的十几岁的少女及50岁左右接近绝经期的女性,除此之外,其他年龄层的女性因闭经而导致不孕者,需要接受较长时间的治疗,且治疗过程也是比较烦琐的。

因此,如果女性连续3个周期不来潮,需要及时接受专业治疗。

要通过检查排除无排卵月经

排除无排卵月经的最为简单的方法就是到医院进行超声波和激素检查。

在家中可以用半定量不孕监测试纸预测卵泡的发育。半定量不孕监测试纸能够科学地测出女性体内每天的黄体生成素(LH)的具体数据。把每天所测的数据标于一个图表中,再把这些点连起来,就能够得到一条LH的变动曲线,从这条曲线的走向就能清楚地看出卵泡出现的变化状况。只要看一下LH曲线的形状,就知道卵泡的状况,非常直观。167页两图是连续10天监测到的LH波动曲线图,分别代表2种不同的状况:图一是有排卵的LH曲线,图二是无排卵的LH曲线。有排卵LH水平比较低,而后突然出现一个高峰,此即预示着第二天会发生排卵;无排卵LH始终处在低水平上,几乎没有波动。

马大夫好孕叮咛

能来月经,不见得就能怀孕

很多人认为"只要一直都有月经,就一定可以怀孕",其实这是一个误区。有月经的女性并不一定正常排卵。因为子宫内膜在雌激素的作用下不断生长,此时就算卵巢没有正常排卵,月经来潮时在激素的作用下,子宫内膜也可以剥脱形成月经。

通常,体内激素接受大脑的调节,大脑向卵巢发出指令,促使卵巢分泌激素,就可以形成卵巢排卵和月经来潮。

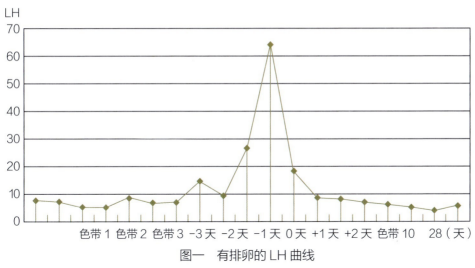

图一 有排卵的LH曲线

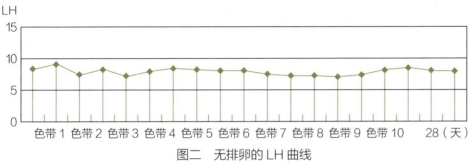

图二 无排卵的LH曲线

孕前要警惕颚关节异常

颚关节异常会对脊椎和骨盆造成影响。预防和治疗颚关节异常,需要在改变饮食习惯的同时坚持不懈地做运动。此外,还要改正对颚关节刺激大的生活习惯。仔细观察一下自己的颚关节,如果发现其有可能或者已经发生异常的话,要培养下面的生活习惯:

不要吃硬的食物

怀疑颚关节出现异常时,要避免吃硬的食物,咀嚼肉类、鱿鱼等只会导致情况恶化。

避免只用一边牙齿咀嚼食物

只用一边牙齿咀嚼食物容易造成颚关节的一侧磨损严重,从而失去平衡。

坐姿要端正

颚关节异常容易合并脊椎弯曲,对怀孕会有影响。

专题 马大夫问诊室

备孕女性问：服用叶酸后，月经会不会推迟？

马大夫答：有的备孕女性刚开始吃叶酸，可是恰巧月经也跟着不规律了，经过检查后又不是怀孕。于是就想是不是吃叶酸会导致月经推迟呢？其实吃叶酸是不会影响月经的。

女性如果出现月经推迟，首先需要用早孕试纸检查看是否怀孕，排除怀孕可能后，应考虑是月经不调的情况，查找引起月经不调的原因。

此外，对于备孕女性或孕早期女性来说，补充叶酸是必要的。

备孕女性问：多吃水果，生出来的宝宝是不是就皮肤白？

马大夫答：多吃水果，能够补充维生素，让肌肤变得白嫩，因此有些人把它延伸了出去，认为备孕女性多吃些水果，以后宝宝的皮肤也会白白嫩嫩的。其实，这是没有科学道理的。

有些水果含糖量较高，过量摄入不仅会增肥，而且会增加肾脏负担。但水果可以为人体补充丰富的营养，备孕女性根据自己的情况，每天吃 200~350 克的适量水果，肯定是利大于弊的。比如便秘的女性可以每天吃根香蕉。

水果还可以搭配食用，如酸碱性搭配、温凉性搭配等。

备孕女性问：我生了女儿后置入了避孕环，但不小心又怀上了，能不能要？

马大夫答：带环怀孕的胎儿半数会流产、早产，甚至胎死腹中。如果环套在胎儿的颈部、体部、四肢等，还可能造成畸形；如果环已经脱落或位于胎囊外，则不会有太大的影响。

一般认为，带环怀孕应该尽早检查，了解环与胎儿的关系，了解对胎儿可能的风险，容易发生不好的结局，需要定期检查节育环的位置和胎儿的发育情况。

Part 8

孕前 1 个月
为怀孕做足准备

为了让宝宝占尽天时、地利、人和，备孕夫妻这一阶段应该做好充分的准备：营造优美的居室环境，调整并坚持良好心态，注意营养和饮食，生活要有规律，尽量不要出差、加班或上夜班等。备孕女性还需要每天坚持测量基础体温，找出自己的排卵期，争取在最佳的怀孕时机受孕。

在温馨的环境下受孕

问卷调查：你的生活方式是否健康

下面的问题，回答"是"的记1分。

1. 如果你是女性，是否每天饮白酒（38°）50毫升以上？
   如果你是男性，是否每天饮白酒70毫升以上？ □是□否
2. 你是否经常突然暴饮？ □是□否
3. 你或你的爱人吸烟吗？ □是□否
4. 你每周在家做饭的次数少于3次吗？ □是□否
5. 你每天都想吃甜食吗？ □是□否
6. 你晚上入睡是否困难，一旦醒来，再次入睡也很困难？
   □是□否
7. 你的手机是否时刻开机，你是否发现自己很难与周围人短时间内脱离联系？ □是□否
8. 你每周运动少于3次吗？ □是□否
9. 你每周都工作超过50小时吗？ □是□否
10. 你经常夜晚甚至周末都在工作吗？ □是□否
11. 你对你的经济状况担忧吗？ □是□否
12. 你在一周刚开始的时候会感觉到恐惧吗？ □是□否
13. 你很少有时间去见你的朋友和家人吗？ □是□否
14. 你是否很难在目前的日程中给自己放几天假？ □是□否
15. 你每天晚上睡眠时间少于7小时吗？ □是□否

你的分数所对应生活方式的健康情况

0~4 分	你的生活方式是非常健康的,虽然也可能存在或多或少需要改变的地方,但基本不影响你的健康和生育
5~8 分	你的生活方式可能正在影响你的健康和生育,虽然不是很明显。建议你做出一些改变,以提高你的受孕概率
9~12 分	你的生活习惯中只有很少一部分是健康的,你应该好好反省一下了,什么才是对你和你的家庭最重要。你越早做出改变,效果就会越早显现出来
13~15 分	你的健康和生育已经受到生活方式的影响了,需要彻底做出改变。如果你已经有了改变的决心和计划,还为时不晚

打造舒适的、利于优生的家居环境

好的家居环境不仅对女性的健康有利,还关系到是否能够顺利怀孕以及怀孕后胎儿是否能健康成长等问题。因此,计划怀孕的夫妻必须要拥有一个舒适的家居生活环境。

空气要清新

备孕夫妻不适宜在新装修的房子里怀孕,装修后不要急于入住,最好通风 2~3 个月。装修和购买家具时要选择合格产品。要注意室内通风,保持居室内空气清新。

房间布局要合理

房间的整体布局要以舒适为原则,空间不一定很大、很宽敞,但要科学合理地设计。可以选择环保材料将房间装饰得舒适、温馨,色彩要明亮、柔和,房间要收拾得干净、整洁,家具摆放要合理。合理的布局能够让夫妻生活更加舒适,心情更加愉悦,感情也会更好,从而有利于孕育宝宝。

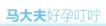
马大夫好孕叮咛

新装修的房子不宜马上入住

新装修的房子会散发出甲醛等有毒气体,不仅对人体有危害,而且容易造成孕妇流产或胎儿畸形等。最好通风去除异味 3 个月左右后,再找专业人士测试一下甲醛是否超标,在正常范围之内再入住。

居室内的温度和湿度要适宜

一般居室内的温度保持在 18～24℃，湿度保持在 40%～50% 为佳。温度过高或过低都会引起人的情绪波动，使人烦躁不安或抑郁，从而间接影响排卵或卵泡成熟。室内过于干燥会使人口干舌燥、焦虑不安、心情烦闷等，同样会影响健康及排卵，不利于妊娠。

适宜摆放在室内的植物

白掌、吊兰、芦荟、常春藤、富贵竹、绿萝、仙人掌、君子兰、文竹、橡皮树、鸭脚木、铁线蕨等植物，摆放在居室内能够吸附居室中的灰尘、清除人体呼出的废气，还能过滤甲醛、苯、丙酮、二氧化碳、二氧化硫、一氧化碳等有害物质，减少电磁辐射，降低患病概率。

防止下列电器的电磁辐射

电器	电磁辐射的危害
电视机	电视机的放射线会影响身体健康，而且越靠近电视，辐射越强；亮度调得越高，辐射也越强。因此，备孕女性最好少看电视，即使看也应距离电视机屏幕 2 米以上
电脑	电脑显示器内有高压静电，其产生的电磁场对人体有害。而且，电脑显示器的两侧和背面的辐射最为强烈。备孕女性要尽量少用电脑
微波炉	虽然随着技术的改进，微波炉的辐射已经没那么强了，但在使用微波炉时，要注意关好炉门；如果炉门的橡胶垫密封性不太好了，在它运行期间要离得越远越好
电磁炉	电磁炉在运行时所产生的辐射会被炒锅挡住，但在移开炒锅时，辐射就十分惊人了。为了优生，建议备孕女性最好不要使用电磁炉
手机	在手机即将接通的一瞬间，电磁波的能量最强，其所产生的辐射要比通话时高出 20 倍。备孕女性应少用手机，更不能将手机长时间挂于胸前
电吹风	很多女性经常使用电吹风来吹干头发，殊不知，其产生的电磁辐射对人体的伤害很大，而且，它在使用时通常非常靠近头部。因此，平时洗头后最好让头发自然风干，避免使用电吹风

孕前1个月饮食方案

多吃些能提高生育能力的食物吧

据报道，有些食物能够减少与生育有关的疾病。虽然从科学上来讲，没有一种食物能够保证提高生育能力，但是以下食物对健康有很大益处，计划怀孕的夫妻可以有意识地补充。

增强体质的食物

含有维生素和矿物质的食物能够增强体质，对生育是有好处的。日常可适当多吃新鲜蔬菜和水果，如石榴、香蕉、无花果、红枣、大蒜、菠菜、番茄等，此外杏仁、龙须菜、牡蛎等也可常吃。

促进女性激素分泌的食物

色氨酸及酪氨酸可提高脑内血管紧张素及多巴胺的水平，这些化学物质可以促进女性激素的分泌，使得受精卵更容易着床于子宫内膜。

提高精子、卵子质量的食物

精子及卵子容易受自由基的损伤，富含黄酮的食品可以对其起到保护作用。黄酮是一种植物色素，它的存在使得水果呈现出了不同的颜色，而且，它本身有潜在的抗氧化能力，可以减轻自由基造成的损伤。富含黄酮类物质的食物有蓝莓、浆果、葡萄、橙子、桃子、李子及番茄等。

有利于精子生成及运输的食物

对于男性来说，某些营养素如锌和维生素C，对于提高精子数目以及精子质量具有重要的作用。锌主要来源于坚果、蛋类、鱼、瘦肉等；维生素C主要来源于新鲜蔬菜和水果，如猕猴桃、鲜枣等。

富含色氨酸的食物	富含酪氨酸的食物
木瓜、红枣、芹菜、香蕉、杏干、胡萝卜、红薯、葵花子及杏仁等	瘦肉、火鸡肉、鱼类（如鳕鱼、沙丁鱼等）、蟹、豆类及燕麦等

找准排卵日，让好孕如期而来

基础体温测量法找排卵日

孕激素对女性的体温具有调控作用，而且其本身比较复杂，总是在不断变化着，所以基础体温会出现波动。正常女性的基础体温以排卵日为分界点，呈现前低后高的状态，即双相体温。

基础体温测量法就是根据女性在月经周期中呈现的双相体温来推测排卵期的方法，从月经来潮第一天开始，坚持每天按时测量体温。一般情况下，排卵前基础体温在36.6℃以下，排卵后基础体温上升0.3~0.5℃，持续14天。从排卵前3天到排卵后3天这段时间是容易受孕期，可作为受孕计划的参考。

测量体温的注意事项

1. 用来测量基础体温的体温计，刻度最好能精确到0.05~0.1℃。
2. 晚上睡觉前把体温计的标示甩到35℃以下，放置在床边容易拿取、夜里翻身也不会碰到的地方，且体温计周围不能有热源。
3. 第二天早上醒来时先不要翻身、伸懒腰、起身、上厕所等，而要把体温计放入口中，静卧5分钟后取出来记录温度。
4. 经常倒班、上夜班、不能睡整夜觉的女性，可以将某一次睡眠满6小时后醒来时测量的体温数值作为基础体温。

记录基础体温的注意事项

1. 用体温计测量体温后，在图表内的相应位置处画上圆点"●"标记，一个月经周期结束后，把各小圆点用线段连接起来，即成为基础体温曲线。记录时间为从月经第一天起到下次月经开始的前一天。
2. 月经期间要注意观察并记录月经量。经量适中、正常时，用1个"×"标记；经量较多时，记"××"；经量特别少时，用"、"标记。
3. 同房时，在体温圆点外加一圆圈，标记为"⊙"。另外，如果能达到性高潮，在⊙上方加"↑"标记；有性兴奋但达不到高潮时，在⊙上加"—"标记；如果性感觉冷淡，则在⊙下方加"↓"标记。

4. 在接近排卵期时，要特别留意阴道分泌物的情况，量多如流清涕、透明、拉丝长大于5厘米时，用"＋＋＋"在"备注"栏内相应位置做标记；拉丝长3~5厘米时，标记"＋＋"；量不多且浑浊、拉丝长小于3厘米时，用"＋"标记。

5. 有失眠、感冒、腹痛、阴道出血等特殊情况时，在"备注"栏内加以说明。

6. 接受检查、治疗或服药时，宜在"备注"栏内相应位置处做记录，在小方格中加"↑"表示开始，加"↓"表示结束。

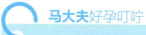

体温曲线的走向可以反映孕激素的波动

对温度中枢起作用的激素主要是孕激素，体温曲线的走向大致可以反映孕激素的水平。排卵前，孕激素主要由肾上腺分泌，量很小，所以体温曲线呈低温状态；排卵后，卵子排出的地方变成黄体，黄体分泌大量的孕激素和雌激素，为受精卵着床做准备，于是体温骤然上升，呈高温状态。

有排卵的基础体温曲线图

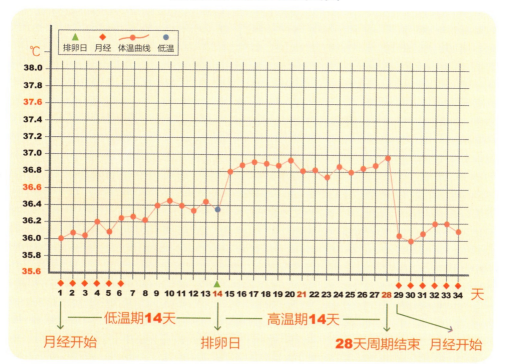

注：根据基础体温曲线图可以对排卵日做出比较正确的判断。在体温从低温向高温过渡的时候，会出现一个低温，一般情况下，这个低温的出现往往就是在你的排卵当天。

基础体温曲线呈双相也有误导情形

基础体温曲线呈双相,并不能说明一定发生了排卵。在以下两种情况下,即使没有排卵也会有孕激素产生,从而造成基础体温曲线呈双相的假象:

(1)直径小于15毫米的小卵泡黄素化。

(2)直径大于20毫米的大卵泡不破,未破卵泡黄素化。

前一种情况是卵泡到了直径15毫米左右不长了;后一种情况是卵泡继续长下去,到了直径20毫米以上都不排卵。这两种情况都能使孕激素升高,使基础体温曲线表现为双相性。

在基础体温曲线呈双相的女性中,出现上述误导的比例为13%~44%,因此基础体温曲线呈双相不能作为判断排卵与否的唯一标准。

基础体温曲线呈单相者也有排卵

基础体温曲线呈双相不能作为排卵的唯一证据,单相体温也不能作为没有排卵的证据。

在大多数情况下,单相体温的确表示没有排卵,但临床发现,这并不是绝对的。体温的变化是由于孕激素水平的波动刺激了体温调节中枢,使基础体温升高或者降低。但是有些女性的体温调节中枢对孕激素的反应并不敏感,虽然孕激素发生波动,但体温没有明显的升降。

因此,单凭基础体温曲线来判断是否排卵并不准确。要确切知道是否排卵,还要同时使用其他方法。

宝石妈经验谈

备孕神器让你"一播就中"

我备孕时在手机上安装了备孕软件,它可以全面管理你的"大姨妈",非常贴心。只要记录下你的月经周期、基础体温,就可以轻松帮你找准排卵期(排卵日),安排最佳同房时机。

很多备孕软件还有老公版哦,它会把你备孕的状况反馈给老公,让老公在"大姨妈"来时对你百般呵护,痛经难忍时对你悉心照料,更能在排卵期与你共谋造人大计。赶快下载一个吧!

日程表法找排卵日

大部分生育期女性的排卵时间是在下次月经前12~16天(平均14天)。因此,可以从下次月经的大概开始日期向前推14天来预测排卵日。这种方法比较简便,但误差较大,因此我们推荐使用它的改良方法:

计算公式

> 易孕期第 1 天 = 最短一次月经周期天数 − 18 天
>
> 易孕期最后 1 天 = 最长一次月经周期天数 − 11 天

在用这个公式计算之前,需要你连续 8 次观察、记录自己的月经周期,掌握自己月经周期的最长天数和最短天数,代入以上公式得出的数字分别表示"易孕期"的开始和结束时间。

月经周期的天数是指从此次月经来潮的第 1 天到下次月经来潮的第 1 天所历经的天数。

例如,某女性前 8 个月的月经周期最长为 30 天,最短为 28 天,代入公式为:

> 易孕期第 1 天:28 天 − 18 天 = 10 天
>
> 易孕期最后 1 天:30 天 − 11 天 = 19 天

说明这位女性的"易孕期"开始于本次月经来潮的第 10 天,结束于本次月经来潮的第 19 天。

如果通过观察,发现你的月经很规律,如均为 28 天 1 次,那么你可将月经周期的最长天数和最短天数都定为 28 天,代入公式,可计算出你的"易孕期"为本次月经来潮的第 10~17 天。找出"易孕期"后,如果想怀孕,可以从"易孕期"第 1 天开始,每隔一日同房 1 次,会极大地提高怀孕的可能性。

宫颈黏液法找排卵日

宫颈黏液法是澳大利亚的比林斯医生的研究所得。它是根据宫颈黏液分泌的理化性质改变来观察排卵发生时间的一种方法。

宫颈黏液的周期性变化

宫颈黏液由子宫颈管里的特殊细胞所产生,随着排卵情况和月经周期的变化,其分泌量和性状也跟着发生周期性变化。

平日,白带呈混浊黏稠状,量也不多。但是在月经中期接近排卵日时,宫颈内膜腺体细胞分泌功能趋于旺盛,白带明显增多,呈蛋清状,稀薄透明。这是女性为迎接精子进入子宫而铺设的红地毯。精子没有双脚,只有一条尾巴,只能靠摆动尾巴游泳前进,于是女性就在主要的通道上布满了液体,帮助精子顺利通过。所以,当你觉得分泌物明显增多,并且可以拉成长丝时,意味着排卵日马上要到了。

宫颈黏液的三种类型

在 1 个月经周期中，宫颈黏液先后出现不易受孕型、易受孕型和极易受孕型三种。

类型	表现
不易受孕型宫颈黏液	这种黏液出现在月经干净后，持续 3 天左右。这时的宫颈黏液少而黏稠，外阴部干燥而无湿润感，内裤上不会沾到黏液，不容易受孕
易受孕型宫颈黏液	这种黏液出现在月经周期中的第 9 天以后。随着卵巢中卵泡的发育，雌激素水平升高，宫颈黏液逐渐增多、稀薄，颜色呈乳白色。这时外阴部有湿润感
极易受孕型宫颈黏液	接近排卵期，雌激素进一步增加，分泌的宫颈黏液含水量多，清亮如蛋清状，黏稠度最小，滑润而富有弹性，用拇指和食指可拉成很长的丝状，这时外阴部有明显的湿润感。出现这种黏液，在前后 24 小时之内会发生一次排卵

卵巢排卵后，黄体形成并产生孕激素，从而抑制子宫颈细胞分泌黏液，所以宫颈黏液又变得少而黏稠，成为不易受孕型宫颈黏液，直到下次月经来潮。下一个月经周期中，宫颈黏液又再次重复上述变化。

马大夫好孕叮咛

排卵前子宫颈会分泌出黏液

女性的排卵是一项重大的生理活动。在排卵前性腺就开始活跃起来。排卵发生前雌激素会达到一个高峰（200～500pg/ml①），这时子宫颈在雌激素的作用下，会分泌出大量蛋清状含水量十分丰富的黏液，可以拉成长丝。

观察方法

1. 观察宫颈黏液，需要每天数次，一般可利用起床后、洗澡前或小便前的机会，用手指从阴道口取黏液，观察手指上黏液的外观、黏稠度并用手指做拉丝测试。

2. 重点观察黏液从黏稠变稀薄的趋势，一旦黏液能拉丝达数厘米时，就可定为处于排卵期了。

---

① pg/ml，即皮克/毫升。1 皮克 = 10^{-12} 克。

注意事项

1. 观察宫颈黏液前,一定要将手洗干净。

2. 观察宫颈黏液的前一天晚上最好不要同房,这样观察的结果会更加准确。

3. 对宫颈黏液的观察需要2~3个月的练习,才能判断得比较准确。

4. 阴道内宫颈黏液的变化受多种因素影响,如阴道内严重感染、冲洗阴道、性兴奋时的阴道分泌物、同房后黏液、使用阴道内杀精子药物等。因此,观察宫颈黏液前要先排除这些因素。

5. 判定白带性状时要与各种阴道炎引起的病理性白带增多相区别,后者可呈黄脓性、块状、黄色肥皂水样,常有臭味,还可伴有外阴奇痒等症状,需要就医治疗。

6. 宫颈黏液法也适用于月经不规律的女性掌握自己的排卵期。

白带出现拉丝后会在哪天排卵

排卵时间不是固定值

白带出现很长的拉丝后,排卵时间因人而异,有的人雌激素高峰出现在排卵的前1天,有的人出现在排卵的前3天。如果润湿期较长,要在润湿期的最后一两天同房。在润湿期还要用排卵试纸来确定是否排卵,因为雌激素的高峰会诱导黄体生成素(LH)峰值的出现。只有出现了LH的脉冲,才会真正触发排卵。

特殊情况的发生

润湿期已经过了,而强阳性仍然没有出现。这表明雌激素正反馈诱导LH高峰失败,女性的性腺轴出现了障碍,导致排卵没有发生。

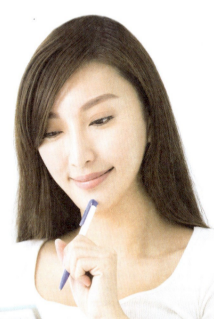

通过 B 超监测找排卵日

B 超监测排卵最为直观，可以看到卵巢内有几个卵泡在发育，大小如何，是不是已经接近排卵的时间等，但不能确定卵子是否一定会排出。

如何选择 B 超监测的时间

在几种 B 超监测方式中，以阴道 B 超最为准确。通常第一次去做 B 超监测的时间可选择在月经周期的第 10 天，也就是说从来月经后的第 10 天到医院去监测。

如何通过 B 超推算出排卵日

卵泡的发育是有规律可循的。经过大量统计得出，排卵前 3 天卵泡的直径一般为 15 毫米左右，前 2 天为 18 毫米左右，前 1 天达到 20.5 毫米左右。这样便可以通过 B 超监测卵泡的大小来推算出排卵日了。

特殊情况的发生

有的人卵泡发育到一定程度后，不但不排卵，反而萎缩了；有的人卵泡长到直径 20 毫米以上仍不排卵，继续长大，最后黄素化了。出现这些情况都是不正常的，需要治疗。

通过排卵试纸找排卵日

先通过日程表法（见第 177 页）推算出易孕期，然后在此期间使用排卵试纸进行测试即可。

使用方法

用洁净、干燥的容器收集尿液。持排卵试纸将有箭头标志线的一端浸入尿液中，液面不可超过试纸的最高线（MAX 线），约 3 秒钟后取出平放，10~20 分钟观察结果，结果以 30 分钟内阅读为准。

 马大夫好孕叮咛

排卵试纸用来检测 LH 高峰

卵泡是在促卵泡激素（FSH）和黄体生成素（LH）的共同作用下发育成熟的。在排卵前的 24 小时内，LH 会出现一个高峰，排卵试纸就是用来检测这个高峰的。

结果判定

类型	表现
阳性	在检测区（T）及控制区（C）各出现一条色带。T线与C线同样深，预测48小时内排卵；T线深于C线，预测14~28小时内排卵
阴性	仅在控制区（C）出现一条色带，表明未出现过黄体生成素（LH）高峰或峰值已过
无效	在控制区（C）未出现色带，表明检测失败或检测条无效

悦悦妈经验谈

验尿经验分享

经过多次失败的验尿经历，我总结一下个人的经验，希望众姐妹不要和我当初一样迷茫了。

1. 收集尿液的最佳时间为上午10点至晚上8点，一定要避开晨尿。尽量采用每天同一时刻的尿样。

2. 每天测一次，如果发现阳性逐渐转强，就要增加检测频率，最好每隔4小时测一次，尽量测到强阳性，排卵就发生在强阳转弱的时候，如果发现快速转弱，说明卵子要破壳而出了，要迅速识别强阳转弱的瞬间。

3. 收集尿液前2小时应减少水分摄入，因为尿样稀释后会妨碍黄体生成素高峰值的检测。

通过排卵期出血和排卵痛找排卵日

在女性生殖期，由于受激素的影响，卵泡逐渐发育成熟，卵泡中充满液体，随着压力的增加向卵巢表面膨出。当压力大到一定值时，卵泡破裂，卵子排出，此时常伴有极轻微的出血。当出血刚好正对着腹膜（一层环绕腹腔的坚韧薄膜），就可刺激腹膜，产生隐隐约约的轻痛，称之为"排卵痛"。这种疼痛的感觉提示你排卵正在发生，是同房的最佳时机。

当然，不能完全依靠这种疼痛的感觉来确定排卵日，因为女性的腹腔内集中了很多器官，不能确定轻微的疼痛一定是排卵痛；而且不是每个人都会有排卵痛，也不是每次排卵都会有排卵痛。因此，通过排卵期出血和排卵痛来找排卵日，只能作为一种辅助方法。

专题 马大夫问诊室

备孕女性问：排卵是不是发生在白带拉丝最长的那一天？

马大夫答：这是许多人的疑问。子宫颈分泌大量蛋清状透明的能拉成长丝的分泌物，是雌激素到达高峰的结果，而这个高峰有时候在排卵前就开始出现了，就是说，有些女性的白带拉丝现象会连续存在 3 天甚至 3 天以上，而真正排卵大约发生在 3 天以后，即在拉丝现象快结束的时候。所以，千万不要一看到拉丝出现，就认为是排卵日！你必须知道自己白带出现拉丝现象大约有几天的时间，再选择在最合适的那一天同房。

备孕女性问：排卵是不是一定发生在低温的那一天？

马大夫答：这种说法并非绝对正确。生理现象很复杂，因人而异的基础体温预测排卵也是这样。

我现在就向大家介绍某医院所做的相关统计：在一群接受测量的女性中，低温出现在排卵当天的占 39% 左右，出现在排卵前 1 天的占 20.5%，前 2 天的占 16%，出现在排卵后一天的占 11.4%，后 2 天的占 6.8%，甚至还有低温出现在排卵后第 3 天的。

按照这个数据，排卵发生在低温那一天，只对 39% 的人来说是正确的。许多人排卵是发生在升温阶段，即在低温后的第 2 天或者第 3 天，所以，即使在升温阶段，也不要轻视和放过机会。

备孕女性问：几种方法并用时，如结果出现不一致，应以哪个为准？

马大夫答：确定排卵日有多种方法，通常都是几种方法配合使用。当依据不同的方法同时察知明显的排卵征兆时，说明排卵基本是肯定的，而且时间也很容易确定，这种情况当然最为理想。但不是每次都会遇到这样幸运的情况。往往依据一种方法测出排卵征兆时，另一种方法却迟迟表现不出任何征兆，尤其是在将基础体温与排卵试纸结合使用的情况下，合拍的时候很少。

基础体温和试纸，由于体温测定的时间范围太宽，在排卵前后 3 天都有可能出现低点，因此很难说低温日就是排卵日。而排卵试纸指示的高峰，有 90.9% 的人集中在排卵前一天出现，4.5% 的人在排卵当天出现，显然它的精确度要高得多。所以当几种方法出现不一致时，应以精度高的方法为准。

Part 9

孕前 1 周
进入冲刺期,"幸孕"随时来敲门

准备了那么长时间,胎宝宝马上就要如约而至了,想想是不是有点小激动呢?放松一些,准备做一个乐观、勇敢的准妈妈吧。在这一周,除了排卵期前后 3 天外,其余时间需要养精蓄锐了,这样做是为了保证精子和卵子的优良品质。此外,要了解怀孕征兆的知识了,聪明的备孕夫妻总是要做好充分准备的。

孕前一周为受孕准备好环境

尽量安排在家中受孕

受孕最好在家中进行，因为家里比较安静、卫生，夫妻对家庭环境又比较熟悉，能够更加放松，有利于优生。

避开黑色受孕时间

蜜月期

新婚前后，男女双方都为婚事操办、礼节应酬而奔波劳累，体力消耗很大，从而降低了精子和卵子的质量。此外，新婚蜜月期性生活频繁，这也会影响精子和卵子在子宫内的着床环境，不利于优生。

旅途中

旅行途中颠簸劳累，生活起居没有规律，饮食失调，营养不足，睡眠不够，大脑皮质经常处于兴奋状态，会影响受精卵的生长或引起子宫收缩，导致流产或先兆流产，所以不适宜怀孕。

炎热和严寒季节

怀孕早期正是胎儿大脑皮质初步形成的阶段。高温酷暑时，准妈妈妊娠反应剧烈、食欲不佳，会造成机体消耗量

受孕具体实施过程

1. 预先测算好排卵时间。
2. 提前做好准备，共同操持家务，注意休息，保持体力。
3. 想办法放松心情；保证早睡早起，作息规律；夫妻一起晨练；一个人的时候听听音乐；闲暇时泡个澡放松自己。
4. 加强营养，多摄入优质蛋白质，如鱼类、瘦肉类、蛋类、奶类等。
5. 同房时，选择气候宜人、空气清新的时候，把房间收拾得整洁、清爽，营造温馨、浪漫的气氛，加强感情交流，提高夫妻性爱的质量。

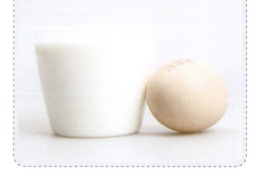

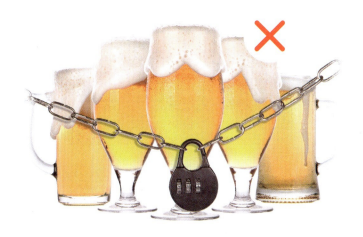

大，从而影响胎儿的大脑发育。另外，严寒季节时，女性多在室内活动，新鲜空气少，接触呼吸道病毒的机会增多，容易患上感冒而影响胎儿的正常发育。

饮酒后

如果女性饮了较多的酒，最好在停止饮用1个月后再受孕，否则酒精会对生殖细胞造成损害，从而影响胎儿的正常发育。

排卵期前减少性生活的次数

一般来说，育龄女性在每个月经周期中只排一个卵子。因此，每个月最容易受孕的时间仅仅为排卵前1~3天及排卵后1~3天。可见，正确地掌握女性易孕期是夫妻生育的关键。

但社会上众多的夫妻对这个问题存在着两种截然不同的心态。第一种认为既然1个月只排1次卵，其他时间不能受孕，那么，应该在每月的排卵期过1次性生活，其他时间可以养精蓄锐。第二种则认为估计的排卵时间恐怕不准确，为了把握受孕机会，要进行极为频繁的性生活，几乎每天1次，以期受孕。其实，这两种想法都不对。

因为性生活频率过低，精子贮藏时间过长，会出现部分老化或失去竞游的活力。女性每月仅排卵1次，卵子的受精活力也仅能保持十几个小时的高峰时间，低频率的性生活很容易错过这个宝贵而短暂的受孕机会。性生活过频势必影响精子数量，这种质量不高的精液，即便遇上了排卵日也未必能受孕。备孕夫妻应该在排卵期前减少性生活的次数，养精蓄锐，增强精子和卵子的生命力。

学点助孕法，让好孕事半功倍

选择最好的体位，让精子更顺利地进入子宫

子宫前位的同房方式

对于子宫前位的女性来说，合适的同房方式是男方俯卧在女方身体上，面对面进行。为了增加受孕机会，同房后女方可在臀下垫个枕头，使骨盆向上方倾斜，这样子宫颈就正好浸在精液池中，保持该姿势1小时即可。

子宫后位的同房方式

对子宫后位的女性来讲，同房方式可采用后入式，即男方从女方的后方进入。同房后女方可采用俯卧式，在腹部下垫个枕头，这样子宫颈也正好浸在精液池中，保持该姿势1小时即可。

但无论是子宫前位还是子宫后位，同房姿势都不能采用骑乘式和坐姿，否则，容易造成射精后精液外流，怀孕的可能性相对减少。

一次完美的性爱能提高命中率

同房时，如果夫妻双方均处于最佳状态，即男女双方的体力和性欲都处在最高潮时，是最佳的受孕时机，有利于优生。

在性和谐中射精，精子的活力旺盛，精液中的营养物质和能量充足，能促使精子及早与卵子结合。女性在达到性兴奋时，随着分泌的"爱液"增多，阴道酸碱度会发生变化，pH值升高，有利于大量精子向女性子宫内游动。由于2000多万个精子中只有一个最强壮且带有优秀遗传基因的精子才能够成功与卵子结合，因此参与竞争的精子越多，孕育出高智商下一代的可能性越大。所以，夫妻双方应注意性生活的质量，争取在同时进入性高潮的时机受孕。

宝宝给妈妈带来了甜蜜信号

困乏劳累

如果你此时已经怀孕了,那么,你会容易感到劳累,睡眠也有所增加,这是激素变化造成的。

白带增多

怀孕时白带开始增多。如果白带太多,可能伴有阴道炎症。如果白带中带有血丝或点状出血,一定要向医生咨询。

呕吐

怀孕之后最明显的反应之一就是呕吐。可能你会对某些气味特别敏感,或者特别讨厌某些食物。

基础体温上升

一般来说,排卵前基础体温较低,排卵后基础体温会升高,并且会持续2周左右,如果高温状态持续3周以上,基本上就可以确定为怀孕了。

停经

对于月经周期稳定的女性来说,如果月经推迟1周以上,基本可以推测为怀孕了。但也有环境变化或精神刺激因素引起月经推迟或闭经的可能。

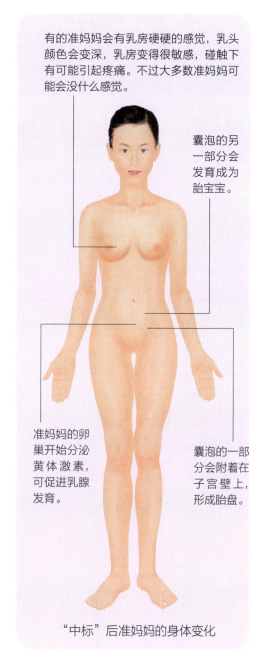

有的准妈妈会有乳房硬硬的感觉,乳头颜色会变深,乳房变得很敏感,碰触下有可能引起疼痛。不过大多数准妈妈可能会没什么感觉。

囊泡的另一部分会发育成为胎宝宝。

准妈妈的卵巢开始分泌黄体激素,可促进乳腺发育。

囊泡的一部分会附着在子宫壁上,形成胎盘。

"中标"后准妈妈的身体变化

确认怀娃的 4 种方法

验尿——准确率 99%

经常在电视剧里看到的情景，嗯，没错，这是最常用的方法。可以在家用"验孕试纸"检测，一般药店都有售。一般受精后 14 日，就可以测出来了，孕早期最好使用晨尿测试。一定要按照说明书操作，是把试纸插到尿里，不是把尿泼到试纸上。不管第二道线显不显，只要有印儿，就有 99% 的可能，你怀孕了。要是显了，建议保存一下。如果没有，过几天再试。

不需要买最贵的验孕试纸，用不着。因为它们的原理是一样的，如果便宜的没显，贵的也不一定显，或者贵的显了，再找根儿便宜的测，结果也是一样的。

基础体温——需要一直坚持测

排卵后的基础体温要比排卵前高出 0.5℃左右，并且高温持续 12～14 天，直至月经前 1～2 天或月经第 1 天才下降。如果继续测试 5～10 天，基础体温一直没有下降，即可判断可能已经妊娠。

验血——准确率 100%（不用空腹）

这是最准确的方法，卵子受精后 7 日即可在血清中检测出人绒毛膜促性腺激素（HCG），一般是采静脉血。要是想不那么纠结，快点确定，去医院验个血是第一选择。这样你还可以及时知道体内的激素水平是否正常，是不是需要打针吃药补黄体酮，又添加一道保障。

B 超——一般很少做

如果仅仅是为了确认是不是怀上了，不建议去做，因为通常胚胎要大于 45 天，B 超才能测出来。但为了排除宫外孕，确认怀孕 45 天后很有必要去做一下。

用验孕试纸来检测自己是否怀孕

尿液检测原理

所谓尿液检测，就是利用尿液中所含的 HCG 进行检查。HCG（Human Chorionic Gonadotropin）即人绒毛膜促性腺激素，是准妈妈体内分泌的一种激素，这种激素存在于尿液及血液中。一般的验孕棒或验孕试纸就是利用装置内的单株及多株 HCG 抗体与尿液中的抗原结合呈现一定的反应，从而判定是不是怀娃。

同房后多久能用试纸测出是否怀孕

验孕试纸的有效测试时间与女性体内所含的人绒毛膜促性腺激素（HCG）水平有关，如果 HCG 含量低，常常可能检测不出怀孕或者仅呈弱阳性而不易判断。一般对于月经周期比较稳定的女性来说，在同房之后且月经推迟 6 天以后，就可以用验孕试纸来检测是否怀孕了。如果月经推迟 11 天以上，就可初步判定是怀孕了。

验孕试纸的使用方法

在使用验孕试纸前，务必仔细阅读包装盒上的所有说明，有些验孕试纸可能会指定必须用当天早上的第一次尿液，测试时请勿超过 MAX 线。使用方法如下：

1. 用洁净、干燥的容器收集尿液，最好用早晨的第一次尿液。

2. 将试纸条上有箭头标志的一端浸入装有尿液的容器中，约 3 秒后取出平放，30 秒至 5 分钟内观察结果。

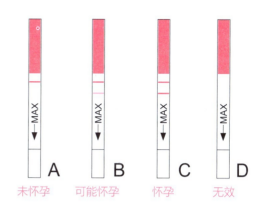

哇！C 试纸上有"中队长"的符号哦。恭喜你，怀娃了！

测试结果

结果	具体表现
阳性（+）	出现两条紫红色条带。一条位于测试区（T）内，另一条位于质控区（C）内，表明已怀孕
阴性（-）	仅质控区（C）内出现一条紫红色条带，在测试区（T）内无紫红色条带出现，表明未怀孕
无效	质控区（C）内未出现紫红色条带，表明操作过程不正确或试剂条已损坏或变质

验孕试纸为什么会呈现弱阳

如果验孕试纸测到弱阳性（T线颜色很淡），先不要高兴太早，这可能是假阳性。未孕的女性体内HCG值可以忽略不计，但是有一些因素，比如在黄体期进行激素治疗时注射过HCG针剂、有高脂血症等，可以导致HCG值升高。

因为怀孕初期的HCG值有高有低，所以验孕试纸呈弱阳性也可能是怀孕。为了得到一个准确的结果，可以过两天再测一次，或者直接去医院做进一步的检查。

马大夫好孕叮咛

正规品牌的验孕试纸准确率为99%

排卵是在月经周期的第14天左右，假设此时受精成功了，那么受精卵要产生HCG最快需要六七天，而HCG真正开始大量分泌是在受精卵着床后。

现在的验孕试纸敏感度提高了，一般月经推迟2~3天就能测出结果。

使用验孕试纸的注意事项

1. 尽量采用早晨的第一次尿液进行检测，因为这个时候的激素水平最容易检测出来。实在不行的话，要保证尿液在膀胱中起码存有4小时再用来检测。
2. 不要为了增加尿液喝过多的水，这样会稀释激素水平。
3. 在检测之前要仔细阅读说明书，准确按照每个步骤去做。
4. 一些药物可能会影响到测试的结果，所以一定要自己阅读清楚说明书。
5. 如果是宫外孕，验孕试纸检测不出来。要确认检测结果，就一定要去医院。

现在就为怀孕采购必需品吧

怀孕，你的钱准备够了吗

充分的经济准备是孕育宝宝的必要条件，建议准备要宝宝的家庭将孕期的各项开支考虑周全，做好充分的准备。具体内容如下：

费用项目	费用明细
生活费用	从准备怀孕开始到宝宝出生，孕妇的营养需求增加，并且要全面和均衡。这部分开支是孕期最大的花费
孕期检查的费用	孕期需要做例行的产前检查，偶尔可能会出现一些意想不到的情况，如前置胎盘、早产等，应该将这些意外情况考虑在内，以免临时状况紧急，难以应对
孕期用品的费用	孕妇装、防辐射服及孕妇专用的化妆品、保养品等都需要购买安全性和舒适性比较高的产品，应该多加咨询和选择。在计划费用时也应该考虑这方面的开支
分娩手术、住院费	选择合适的医院，手术费、住院费也是不小的花销，剖宫产比自然生产的花费要高；还要准备新生儿出生后的费用，这也是孕期花销的重要部分

提早准备合适的内衣裤

怀孕后的内衣裤需要重新准备，准妈妈可以参考以下建议来选购：

1. 最好选择纯棉制品，柔软易洗、吸水性强、透气性好、弹性佳，不要选择化纤制品。而且，刚买回来的新内衣要用清水漂洗一次再穿，以去除在加工过程中所沾染的各种化学物质，防止引起皮肤过敏。

2. 怀孕后穿的内衣应该宽松些，不要束身太紧，否则会影响血液循环，容易导致水肿。

3. 从怀孕初期起，乳房就会一点点地变大，到妊娠 4~5 个月时，原来的胸罩已经不再适用。所以，选择的胸罩型号最好比没怀孕时稍大一些，以免挤压乳房。同时，应该选择从底部到侧部可调节的胸罩，前开口的胸罩可方便产后给宝宝哺乳。

4. 妊娠过程中阴道容易感染，需要每天更换内裤，所以，应该多准备一些内裤。最好选择能够包裹住整个腹部的内裤，可以避免腹部受寒。

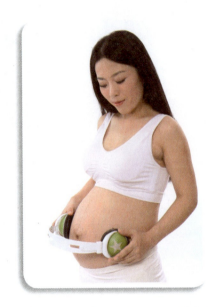

提早准备合适的鞋子

现在，你在购置新鞋的时候就要考虑是否适合孕期穿了。此时不宜选择高跟鞋，因为高跟鞋鞋底、鞋帮较硬，而且容易使人崴脚，甚至摔倒，有导致流产的危险；穿高跟鞋站立太久还容易使人腰痛，所以并不适合准妈妈。理想的鞋跟高度应该为 2 厘米左右，鞋底上要有防滑纹，鞋子要轻便、柔韧性好。建议选择软底布鞋、旅游鞋、帆布鞋等。怀孕期间，为了减少足部疲劳，可以用适当厚度的棉花团垫在脚心部位作为支撑。还要准备一两双稍大一点的鞋子，以便怀孕后出现脚部水肿时穿。

可乐妈 经验谈

挑选孕妇装的小技巧

怀孕 3 个月以后，准妈妈小腹明显隆起啦，不再适合穿平时的衣服了。准备适合孕期穿的外套必不可少，下面我教给大家两个挑选孕妇装的小技巧：

1. 孕妇装要选择宽松的、穿在身上不感到紧，并能使鼓起的肚子不太明显的服装。样式和颜色最好以简单、朴素为主。色彩鲜艳如大红、大绿的图案会增加孕妇臃肿的感觉，竖条形花纹能使孕妇看上去苗条一些。

2. 应该根据季节选择孕妇装。冬天需要保暖，要穿厚实、宽松的衣服，围好围巾。夏天应该简单、凉爽，最好穿孕妇裙，既宽松又凉快，外出时别忘了戴上凉帽。外出衣服要准备 1~2 套，平时准备 2~3 套。绝不能穿瘦小、紧身的衣服，否则会影响血液循环，造成水肿，甚至威胁宝宝的健康。

提早准备点胎教用具

胎教对于宝宝的情感和智力开发非常有益，应提前做好胎教的准备工作。

胎教音乐CD

准备一些优质的胎教CD，旋律以优美、柔和或轻快、活泼的为宜。

胎教书籍

现在的胎教内容很丰富，但是质量难以把握，如果能有一本指导性的胎教书，并且能提供现成的胎教素材，对准妈妈来说将是非常方便、实用的。

怀孕日记本

准备一个日记本，每天或每周记一次怀孕日记，记录下准妈妈的体重变化、身体的各部位变化、日常饮食安排、准妈妈的感受及对宝宝说的话等。

手工用具

想想自己该如何打发漫长的孕期，和胎宝宝一起愉快地度过这些日子。可以准备些十字绣、剪纸、绘画的工具。这样既能让自己心情愉悦，同时又对胎宝宝进行了非常好的美育胎教。

准备床上用品

准妈妈需要充分的睡眠，所以，把床铺收拾得温馨舒适是很重要的。选择床上用品时可以参考以下建议：

1. 最好选择木板床，铺上较厚的棉絮，以免床板过硬。
2. 枕头的高度以9厘米左右为宜。枕头过高会迫使颈部前屈而压迫颈动脉，引起脑缺氧。
3. 应该选择全棉布被罩及床单，不宜使用化纤混纺织物。
4. 夏天可以选用蚊帐，能起到避蚊防风的作用，有利于孕妇安眠。

呵护来之不易的"小胚芽"

孕50～60天是"事故"高发时段

在现实生活中，孕50～60天胎停育的例子特别多，而且往往停得莫名其妙。面对孕50～60天这一"事故"高发期，准妈妈们应该特别当心。在这个时期内，准妈妈们千万不要发脾气，避免情绪激动，也不要长途旅行，更不能太劳累。

孕早期出现腹痛、阴道出血等流产征兆时测HCG值

如果出现腹痛、阴道出血等征兆时，应测血HCG值，根据HCG的翻倍情况来衡量宝宝的发育情况。HCG有促进黄体酮分泌的功能，往往HCG不良黄体酮也不会高，具体关系如下：HCG翻倍很好，黄体酮下降，说明胚胎在正常发育，如果伴有腹痛和出血，可用黄体酮干预；黄体酮正常，HCG翻倍不好，可能预示宫外孕、胚胎发育潜能较差等异常妊娠；黄体酮下降，HCG翻倍不好，一般需保胎。

不可过量服用叶酸

叶酸是B族维生素的一种，母体摄入足量的叶酸，能够减少婴儿出生时大脑和脊椎缺陷的可能性。因此，女性宜在怀孕前3个月和怀孕后前3个月每天补充400微克叶酸。但叶酸摄入过多的准妈妈，产下的婴儿易携带一种名为677TMTHFR的基因，科学家认为这种基因对健康会有负面影响，它可能会增加婴儿成年后患心脏病、癌症的概率，且女婴成年后易出现怀孕综合征。因此，一定要控制好每天摄入叶酸的总量，千万不要过量。

存在叶酸代谢基因障碍的准妈妈要额外补充叶酸

导致机体缺乏叶酸有两方面原因：一是叶酸摄入量不足，二是由于基因缺陷导致机体对叶酸的利用能力低下（叶酸代谢通路障碍）。科学研究发现，叶酸利用能力受遗传基因影响，如果与叶酸代谢相关的酶活性偏低（即相关基因功能异常），这一人群如按常量（400微克/天）补充叶酸，机体叶酸水平也会不足。如果准妈妈存在叶酸代谢基因障碍，需额外补充叶酸。

孕妇能不能接种疫苗

孕妇能不能打防疫针,这是女性经常提出的问题。有些防疫针是孕妇绝对禁用的,有些防疫针是孕妇可以注射的,这主要由防疫针中所含疫苗的性质来决定。

孕妇可以注射的疫苗

疫苗类型	原因分析
乙型病毒性肝炎疫苗（乙肝疫苗）	乙肝疫苗是灭活（死）疫苗,孕妇可以接种
狂犬疫苗	狂犬疫苗是灭活（死）疫苗,孕妇可以接种
破伤风类毒素和破伤风抗毒素	这两种疫苗孕妇均可接种,接种后会产生抗体,对新生儿也有保护作用,可谓是一人注射,母子同受益
乙脑疫苗	乙脑疫苗对胎儿无害,孕妇可以接种

除了以上几种疫苗外,其他疫苗的注射就要非常当心了,注射之前一定要认真咨询医生。

孕早期用药对胎宝宝的影响

药物对胎儿可能产生不良影响,但是在胎儿的不同时期,产生的后果也不同。

孕早期时间段	药物影响
受精后1周内	受精卵尚未植入子宫内膜,一般不受孕妇用药的影响
受精后8~14天	药物的作用可能导致流产,但并不会导致畸形,也就是说药物的影响要么就是致命的——不能着床或者自然流产,要么就是没有影响
受精后3~8周	这一时期是胚胎器官发育的重要阶段,各器官的萌芽都在这一阶段内充分发育,最易受药物和外界环境的影响而产生形态上的异常,称为"致畸高度敏感期"。此期用药必须谨慎,即使是安全性大的药物也要在不影响治疗效果的情况下选择小剂量,而安全性小、有致畸不良反应的药物绝对不能用

预防感冒并谨慎用药

感冒对孕妇的危害大

感冒对普通人来说是常见病,并不会引起严重的后果,但对孕妇来说就不同了,会造成下述两点危害:

感冒危害	具体表现
流产、早产和死胎率高	实验发现,感染过流感病毒的孕妇,早产率为未感染过流感病毒孕妇的 1.5 倍,流产及死胎率为 1.8 倍。大量的病毒会阻碍胎儿组织的正常发育,可带来致命的伤害,被感染的胎儿孕龄越小,造成的危害越大。此外,病毒性感冒时的高烧也会严重伤害胎儿
导致胎儿畸形	许多孩子的先天性心脏畸形都与母亲妊娠期患病毒性感冒有关。特别是在妊娠的前 3 个月内受到病毒感染,畸形儿的发生率更高

孕期这样预防感冒

在冬、春季病毒性感冒流行的时候,孕妇应该尽量避免到人多、空气污浊的地方去,尽量避开患感冒的人群。

外出时,应该戴口罩,回家后要用淡盐水漱口,勤洗手。在室内需要经常通风、保持室内清洁。经常加强体育锻炼,多到户外活动,多晒太阳,增强体质,提高机体对气候变化的适应能力。同时,要增加营养,提高机体免疫力。

马大夫好孕叮咛

误服药物后的应对措施

如果在不知道怀孕的情况下服用了药物,先不要惊慌,首先应该弄清楚你服用的药物是安全的、慎用的,还是孕妇禁服的。对于会造成胎儿畸形的药物要立即停止服用。在受精 1 周时,药物还不至于造成胎儿畸形,但是如果服用某些药物过多,就易使胎儿流产。如果自己没有把握,可咨询医生。

不同感冒情况的处理方法

情况一:准妈妈虽患了感冒,但不发热,或者发热时体温不超过 $38℃$。

巧处理:增加饮水、补充维生素 C、充分休息。如伴有咳嗽,可在医生的指导下服用一些不会对胎儿产生影响的药物。

情况二：准妈妈体温在39℃以上，并持续3天以上。

巧处理：如果感冒发生在下次月经来潮前（相对于末次月经而言），即排卵以后2周内，用药可能对胎儿没有影响。

如果感冒发生在下次月经预计来潮时间后，此时，胚胎发育进入致畸敏感期，如果准妈妈持续3天39℃以上高热，就会对胎儿产生影响。此时，需要跟家人及医生商讨是否继续妊娠。

如果是发生在妊娠3~8周的某些病毒感染，并伴有高热，对胎儿的影响就会相当大。病毒会通过胎盘进入胎儿体内，容易造成胎儿先天性心脏病、兔唇、脑积水、无脑和小头畸形等。感冒造成的高热和代谢紊乱所产生的毒素还会刺激子宫收缩，造成流产。因此，准妈妈需要在医生的指导下选择安全、有效的抗感冒药物，不可自行服药，并要做好相关的咨询工作。

了解一些安全药物

轻度感冒时，可选用"板蓝根冲剂"等纯中成药，同时多喝开水，注意休息，补充维生素C，感冒就会痊愈。

重度感冒伴有高热、剧咳时，可选用"柴胡注射液"来退烧以及纯中药止咳糖浆来止咳，同时可用湿毛巾冷敷，或用浓度在30%左右的酒精擦浴，进行物理降温。

抗生素最好用青霉素类药物，不用喹诺酮类（如诺氟沙星）和氨基糖苷类（如链霉素、庆大霉素等）药物。

具体用药应谨遵医嘱。

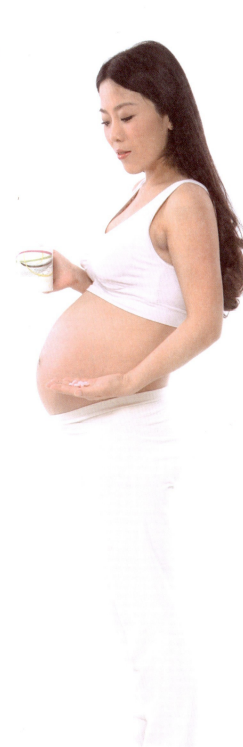

阴道出血是先兆流产的最直接症状

阴道出血是先兆流产的最直接症状,引起阴道出血的原因是胚胎的绒毛从母体的子宫肌壁上剥离。若胚胎绒毛剥离的面积小,则阴道出血量少,胚胎的存活尚无大碍,还有保胎的希望,医学上称之为"先兆流产"。如果剥离的面积大,则阴道出血量多,胚胎的营养供应受到严重影响,此时保胎的希望就很小了。

在孕 8 周前,因为胚胎的绒毛发育不成熟,与母体联系不牢固,稀疏的绒毛很容易从母体剥离。在这个时期若有激烈的性生活,或者过度的劳累、负重、搬扛重物、腹部撞击、长途旅行颠簸等,就会突然引起剥离。

阴道出血伴腹部痉挛或腹痛可能是宫外孕

怀孕后,只要有腹部痉挛或腹痛及阴道出血,就存在宫外孕的可能,此时应尽早进行超声检查,以确定妊娠位置。若人绒毛膜促性腺激素(HCG)水平大于 2000mIU/ml[①],则通过阴道超声检查可以见到宫内妊娠;若 HCG 水平大于 6000mIU/ml,则通过腹部超声就可以见到宫内妊娠。如果通过超声检查看不到妊娠,有可能为宫外孕。

另外,还可以通过孕激素水平来判别是否为宫外孕。宫外孕的孕激素水平比较低,若孕激素小于 5ng/ml[②],则胚胎一定为异常胚胎;若孕激素达到 20ng/ml,则可以确定为正常妊娠。

医生怎么诊疗孕早期阴道出血

孕早期阴道出血是先兆流产的表现,也可能是胚胎停育或宫外孕的表现。准妈妈一旦发现内裤上有血色或褐色分泌物,就要立即去医院。如果忽视了先兆流产的征象,延误了采取措施的时间,不适当休息,任其发展下去就会流产。

医生会进行阴道检查,确认出血是否来自子宫,再做 B 超检查确认是否为宫外孕。如果不是宫外孕,排除了因胚胎发育异常而导致的出血,医生接下来会给准妈妈查黄体酮水平。黄体酮低的准妈妈需要补充黄体酮,可以注射黄体酮针,也可以服用补黄体酮的药物。

---

① mIU/ml,即毫国际单位/毫升。
② ng/ml,即纳克/毫升。1 纳克 = 10^{-9} 克。

算一算什么时候"卸货"

按末次月经推算

预产期月份

末次月经的月份减3或加9。如果末次月经是在3月份以后，就在这个月份上减去3，相当于第2年的月份；如果末次月经是在3月份或3月份之前，就在这个月份上加9，相当于当年的月份。例如，如果末次月经是2016年5月，则5-3=2（月），即预产期为2017年的2月份；如果末次月经是2016年2月，则2+9=11（月），预产期就是2016年的11月份。

预产期日期

末次月经第1天日期加7。如果得数大于30，则将其减去30，得到的数就是预产期的日期（预产期月份则随着加1）。例如，如果末次月经的第1天是6日，则6+7=13（日），预产期就是13日。如果末次月经的第1天是24日，则24+7=31（日），预产期就是31-30=1日。

以上的推算法仅针对经期为28天的孕妈妈。如果月经周期是35天，则预产期要推迟7天；月经周期是25天，则预产期要提前3天。以此类推。

按引起妊娠的性生活日期推算

从性生活日期算起的第266天，即为预产期。

按初觉胎动的日期推算

母体第一次感到胎动的日子加22周（初产妇），或加24周（经产妇）。初产妇一般在18周后会感到胎动，经产妇则在16周就能感受到胎动了。实际上，推算出的预产期并不是真正的具体分娩日期，在预产期的前三周至后两周内分娩都算足月分娩。

根据B超检测推算预产期

多数女性通常都是在末次月经的1个月后才意识到自己怀孕了，很难确切地说出最后一次来月经的日子。还有些女性的月经周期并不是很准，所以很难计算出准确的预产期。这种情况下就需要结合B超检查来推算了。通过测量子宫与胎儿的大小来估算出末次月经第一天的日期，再推算预产期。一般来说，妊娠8周就可以通过B超检测估计胎龄了。对于规律者，可以在妊娠11~13周做NT检查时同时完成对孕周的核对。

预产期日历——一眼看出预产期

黑色日期: 代表你末次月经的起始日期。

1月 (Jan)

1 10/8	2 10/9	3 10/10	4 10/11
5 10/12	6 10/13	7 10/14	8 10/15	9 10/16	10 10/17	11 10/18
12 10/19	13 10/20	14 10/21	15 10/22	16 10/23	17 10/24	18 10/25
19 10/26	20 10/27	21 10/28	22 10/29	23 10/30	24 10/31	25 11/1
26 11/2	27 11/3	28 11/4	29 11/5	30 11/6	31 11/7

彩色日期: 代表你的预产期。

末次月经起始日 / 预产期

2月 (Feb)

1 11/8	2 11/9	3 11/10	4 11/11
5 11/12	6 11/13	7 11/14	8 11/15	9 11/16	10 11/17	11 11/18
12 11/19	13 11/20	14 11/21	15 11/22	16 11/23	17 11/24	18 11/25
19 11/26	20 11/27	21 11/28	22 11/29	23 11/30	24 12/1	25 12/2
26 12/3	27 12/4	28 12/5

3月 (Mar)

1 12/6	2 12/7	3 12/8	4 12/9
5 12/10	6 12/11	7 12/12	8 12/13	9 12/14	10 12/15	11 12/16
12 12/17	13 12/18	14 12/19	15 12/20	16 12/21	17 12/22	18 12/23
19 12/24	20 12/25	21 12/26	22 12/27	23 12/28	24 12/29	25 12/30
26 12/31	27 1/1	28 1/2	29 1/3	30 1/4	31 1/5

4月 (Apr)

1 1/6	2 1/7	3 1/8	4 1/9
5 1/10	6 1/11	7 1/12	8 1/13	9 1/14	10 1/15	11 1/16
12 1/17	13 1/18	14 1/19	15 1/20	16 1/21	17 1/22	18 1/23
19 1/24	20 1/25	21 1/26	22 1/27	23 1/28	24 1/29	25 1/30
26 1/31	27 2/1	28 2/2	29 2/3	30 2/4

5月 (May)

1 2/5	2 2/6	3 2/7	4 2/8
5 2/9	6 2/10	7 2/11	8 2/12	9 2/13	10 2/14	11 2/15
12 2/16	13 2/17	14 2/18	15 2/19	16 2/20	17 2/21	18 2/22
19 2/23	20 2/24	21 2/25	22 2/26	23 2/27	24 2/28	25 3/1
26 3/2	27 3/3	28 3/4	29 3/5	30 3/6	31 3/7

6月 (Jun)

1 3/8	2 3/9	3 3/10	4 3/11
5 3/12	6 3/13	7 3/14	8 3/15	9 3/16	10 3/17	11 3/18
12 3/19	13 3/20	14 3/21	15 3/22	16 3/23	17 3/24	18 3/25
19 3/26	20 3/27	21 3/28	22 3/29	23 3/30	24 3/31	25 4/1
26 4/2	27 4/3	28 4/4	29 4/5	30 4/6

注：表中3月、4月、5月、7月、12月，与公式计算法相比，预产期会相差1~2天。之所以出现这种情况，是因为公式计算法是按照经期为28天的标准计算的，而预产期日历是以实际日期逐日推算的，并且有的月份天数不一样。准妈妈可以根据实际情况自行选择方便于自己的推算法。

7月（Jul）

1 4/7	2 4/8	3 4/9	4 4/10
5 4/11	6 4/12	7 4/13	8 4/14	9 4/15	10 4/16	11 4/17
12 4/18	13 4/19	14 4/20	15 4/21	16 4/22	17 4/23	18 4/24
19 4/25	20 4/26	21 4/27	22 4/28	23 4/29	24 4/30	25 5/1
26 5/2	27 5/3	28 5/4	29 5/5	30 5/6	31 5/7

8月（Aug）

		1 5/8	2 5/9	3 5/10	4 5/11
5 5/12	6 5/13	7 5/14	8 5/15	9 5/16	10 5/17	11 5/18
12 5/19	13 5/20	14 5/21	15 5/22	16 5/23	17 5/24	18 5/25
19 5/26	20 5/27	21 5/28	22 5/29	23 5/30	24 5/31	25 6/1
26 6/2	27 6/3	28 6/4	29 6/5	30 6/6	31 6/7

9月（Sep）

		1 6/8	2 6/9	3 6/10	4 6/11
5 6/12	6 6/13	7 6/14	8 6/15	9 6/16	10 6/17	11 6/18
12 6/19	13 6/20	14 6/21	15 6/22	16 6/23	17 6/24	18 6/25
19 4/26	20 4/27	21 6/28	22 6/29	23 6/30	24 7/1	25 7/2
26 7/3	27 7/4	28 7/5	29 7/6	30 7/7

10月（Oct）

		1 7/8	2 7/9	3 7/10	4 7/11
5 7/12	6 7/13	7 7/14	8 7/15	9 7/16	10 7/17	11 7/18
12 7/19	13 7/20	14 7/21	15 7/22	16 7/23	17 7/24	18 7/25
19 7/26	20 7/27	21 7/28	22 7/29	23 7/30	24 7/31	25 8/1
26 8/2	27 8/3	28 8/4	29 8/5	30 8/6	31

11月（Nov）

		1 8/8	2 8/9	3 8/10	4 8/11
5 8/12	6 8/13	7 8/14	8 8/15	9 8/16	10 8/17	11 8/18
12 8/19	13 8/20	14 8/21	15 8/22	16 8/23	17 8/24	18 8/25
19 8/26	20 8/27	21 8/28	22 8/29	23 8/30	24 8/31	25 9/1
26 9/2	27 9/3	28 9/4	29 9/5	30 9/6

12月（Dec）

		1 9/7	2 9/8	3 9/9	4 9/10
5 9/11	6 9/12	7 9/13	8 9/14	9 9/15	10 9/16	11 9/17
12 9/18	13 9/19	14 9/20	15 9/21	16 9/22	17 9/23	18 9/24
19 9/25	20 9/26	21 9/27	22 9/28	23 9/29	24 9/30	25 10/1
26 10/2	27 10/3	28 10/4	29 10/5	30 10/6	31 10/7

吃什么吐什么？莫惊慌

大多数准妈妈都会孕吐

孕吐俗称害喜，它是准妈妈在怀孕初期的一种十分常见的生理反应，主要表现为对某些气味比较敏感或对某些食物比较厌恶，造成吃下的东西很快就吐出来。大多数的准妈妈都会有这种症状，一般的早孕呕吐不会对准妈妈造成危害。

孕吐是胎宝宝发来的警报

孕吐是来自胎儿自我保护的本能。人们日常生活所吃的食物含有对人体有轻微损害的毒素，但这些毒素并不对健康构成威胁，也不会出现不良反应。但这些毒素会影响胎宝宝的正常生长发育，所以胎儿分泌大量激素以增强准妈妈孕期嗅觉和呕吐中枢的敏感性，最大限度地将毒素拒之门外，来保护自己的正常发育。

马大夫好孕叮咛

孕吐不会影响胎儿的营养

虽然孕吐会影响营养均衡，但其实孕早期胎宝宝的营养需求较少，可以直接从准妈妈的血液中获得。所以准妈妈不用担心孕吐会影响胎宝宝的营养供给。

出现孕吐这样调养

早孕反应比较严重的准妈妈要注意补充水分，多吃新鲜水果和蔬菜，因为剧烈的呕吐容易引起体内的水盐代谢失衡。妊娠反应带来的恶心、厌食，影响了准妈妈的正常饮食，可采取少食多餐的形式，来保证准妈妈的营养需求。

巧妙缓解孕吐

大多数准妈妈的妊娠呕吐到孕3月后期会慢慢减轻，直到消失。在此之前，可以采取一些措施来缓解早孕呕吐：

1. 早晨起床时先吃点东西垫垫，可以是一杯水、一片面包、一块水果、几粒花生米，少量进食能抑制恶心。
2. 随身携带一些零食，如小饼干、花生米、苹果、香蕉等。
3. 柠檬可缓解孕吐。在杯子里加几片柠檬，泡水喝，可以开胃。

遭遇意外怀孕,要还是不要

做完 X 射线检查后发现怀孕怎么办

不少女性在做完 X 射线检查后发现自己怀孕了,因此很担心。放射线的影响主要取决于接受的剂量和时长。

放射线的剂量	对胎儿的影响
剂量小于 0.05GY[①]	未发现有致畸的证据
剂量大于 0.1GY	致畸的可能性比较高
剂量大于 0.25GY	会导致小头、弱智及中枢神经系统畸形
剂量大于 1.0GY	可导致放射病及发育迟缓
剂量达到 4.5GY	接受者中的 50% 胎儿死亡,存活者可发生恶性肿瘤
照射时间是在排卵 2 周以内	可按照"全或无"定律处理

准妈妈要做好各项检查,及时关注胎宝宝的发育情况才是最重要的。

最好让胎宝宝自己做选择

妊娠期用了药、做了 X 射线检查或者出现其他情况,胚胎会做出正确的选择。也就是说,意外怀孕时,准妈妈让胚胎自己做个选择,就像大浪淘沙,脆弱的胚胎会被淘汰出局,而生命力强的胚胎会成为优良的"种子"。准妈妈不要不分青红皂白地就终止妊娠。

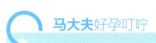

X 射线检查禁忌

女性在怀孕、备孕、经期等特殊时期,应对 X 射线检查有所禁忌。35 岁以下的女性最好不要做乳腺 X 射线检查,除非有不得已的情况,孕期和备孕女性应慎用。备孕女性应遵循"十天原则",即月经来潮后 10 天内不做 X 射线检查。备孕女性应在 X 射线检查半年后再怀孕,以最大限度避免因体检不慎带来的胎儿畸形。做子宫输卵管造影,要在月经干净后 5~10 天进行(一些专家认为 3~7 天),检查后 3 个月内避免妊娠。

---

① Gy,即戈瑞,放射线剂量单位。

孕期注意事项连连看

孕早期避免性生活

一旦发现好孕来临，务必在孕 12 周内避免性生活，以减少流产的风险。因为妊娠前 3 个月是流产率最高的时期，因此不宜进行性生活。

此时，胚胎正处于发育阶段，特别是胎盘和母体子宫壁的连接还不紧密，此时如果进行性生活，容易造成流产。即使性生活十分小心，性交的刺激也会使准妈妈子宫和盆腔内的器官充血，反射性地引起子宫收缩，容易导致受精卵或胚胎从着床部位剥离出血，从而造成流产。

如果在前 3 个月内做到了避免性生活，那么就可以减少半数以上流产的可能。虽然做到这点有一定的难度，但是即使有难度，准妈妈、准爸爸还是一定要理智地克制自己，一切以宝宝为重。

适当做家务和运动

准妈妈平时要做的家务，此时也可以继续做，但是不要搬或者扛太重的东西，也不要取高处的东西，不要让下腹部和腰部连续受力。适当的运动不仅对自己的身体有益，也有利于胎宝宝的发育。准妈妈平时可以散散步、做做孕妇操，以促进血液循环和睡眠，但是不要参加登山、跑步等剧烈运动。

保证充足的睡眠

适当的休息对准妈妈来说非常重要，最好每天睡眠不少于 8 小时，每天有午休。

同时要注意睡眠姿势。孕早期，睡觉时在膝关节和脚下各垫一个枕头，可使全身肌肉得到放松；孕中期以后，采用侧卧位较为适宜，最好是左侧卧位，因为怀孕时的子宫是右旋的；对于只有仰卧才能入睡的准妈妈，可以在后背塌陷处放置一个小枕头，以使腹部放松。

远离病原，控制外出

准妈妈自然是最好不生病的，因为一旦生病就处于一个两难的境地。不去医治，病情就会严重，用药治疗，可能就会影响胎儿发育。如果是感染了病毒性疾病，如流行性感冒、腮腺炎等，就更危险了。虽然不能保证整个孕期不生病，但可以做到远离病原。

容易存在病原的地方，一是人多的地方，二是医院。所以，怀孕期间尽量不要去人多的公共场所，而且除必要的检查外，也不要随意去医院。

此外，孕期要控制外出，尽量避免长时间旅行，尤其是孕早期和孕晚期。如果是无法避免的外出，就需要预先安排好日程，留出足够的时间休息。

可乐妈经验谈

坐飞机要巧打算

孕早期时，长途旅行能免则免，但有些准妈妈公务在身，不得不外出。其实，只要安排妥当，准妈妈也可以愉快旅行的。旅行时选择坐飞机对准妈妈来说比较安全，但是乘坐飞机时需要注意两个问题：一个是疲劳问题，另一个是机场的安检问题。

疲劳问题要依靠自己来调节，不能把自己弄得太累，主动权握在自己手里。机场安检是绝对越不过的一个关口，谁也免不了。人要走过一个安全检查门，同时还会有一个手提的仪器把你周身上下扫描一遍。所以当你不得不乘坐飞机时，不妨穿上防辐射衣服，多少会有些保护作用。

谨慎用药

在美国，按药品对孕妇的影响大小，将其分为5大类：A类、B类、C类、D类、X类。X类是绝对不能用的，A类是安全的。虽然中国好像还没有做出这样的分类，但医生们通常都是心中有数的。所以，准妈妈如果去看病，一定要先对医生声明"我已经怀孕了"，以免错用药品。同时，准妈妈自己也一定要做到心中有数，不必记住所有禁用的药品，只要记住几种可以使用的药品就够了。它们是：青霉素、红霉素、胰岛素、硫酸镁。这几种药均属于美国药品分类法中的B类，已经做过大量动物试验，没有致畸作用，是基本安全的品类，但需要在医生指导下使用。

避开异味

空气本身是无色无味的，一旦闻到空气中有异常味道，就要提高警惕，防止吸入里面的不良物质。比如，办公室重新装修，空气里弥漫着油漆溶剂的味道；马路上汽车排出刺鼻的尾气……不管闻到何种异味，都应当设法避开。

专题 马大夫问诊室

备孕女性问：验孕试纸出现误差是什么原因造成的？

马大夫答：验孕试纸偶尔也会出现误差，常见的原因有：

1. 验孕试纸不够灵敏。已怀孕，但验孕试纸显示没有怀孕，这种情况便是验孕试纸不够灵敏造成的。可能是因为验孕试纸过期或质量有问题。未怀孕，但验孕试纸显示已怀孕，为验孕试纸太灵敏。各种验孕试纸都是在测试体内的人绒毛膜促性腺激素（HCG）。HCG存在于每一个人体内，只是量较少。有些试纸因为太敏感，即使量少也可能呈现阳性，造成怀孕的假象。

2. 检验时间。太早验与太晚验，都可能使检验结果不正确。有些女性在同房后两三天就验孕，往往验不出正确的结果。有些女性则在怀孕一段时间后才验，但是因为HCG值会随着怀孕周数增加而增加，如10周后HCG值可能达到10万以上，而一般的验孕试纸在超过一定的数值后就验不出来了。所以，最好应在月经推迟2~3天验孕。

备孕女性问：同房时有性高潮，生男孩概率大吗？

马大夫答：民间流传着各种各样的"生男秘笈"，"同房时有性高潮生男孩的概率就比较大"是广为流传的一个说法，但这个说法是没有科学依据的。生男生女，女性几乎不会有什么影响，主要取决于跟卵子结合的精子。如果精子中的性染色体是X染色体，就是女孩；如果是Y染色体，就是男孩。但是一次射精有几亿个精子，最后究竟是哪个精子与卵子结合，是一个随机性的问题。

关于生男生女这个问题，备孕夫妻还是要顺其自然，来的那个小天使就是和你们最有缘的。

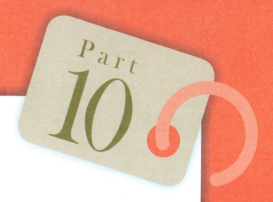

努力很久好孕还未到
人工受孕也是一种不错的选择

不孕不育只是相对于繁衍后代而言的，大多数情况下不会影响本人的身体健康和夫妻生活。所以，怀不上时先不要焦虑和紧张，试着做好该做的检查，有针对性地治疗有碍怀孕的疾病。如果你已经尽力尝试但仍没有受孕，还有其他的措施可以补救，人工受孕就是一个不错的选择。

什么情况下算不孕不育

一定要重点看

什么是不孕不育

对于拥有规律的性生活、年龄在 25 岁左右的正常夫妻来说，每月大约有 1/5 的机会怀孕。约有 90% 想要孩子的夫妻会在 1 年内最终受孕，另外 10% 不能怀孕的夫妻就被称为不孕不育夫妻。

不孕和不育的区别

不孕和不育是有区别的。不孕主要是由于精子或卵子的异常、生殖道的障碍使精子与卵子不能相遇、结合或着床。不育是指有过妊娠，但均以流产、早产、死胎或死产而告终，也就是精子与卵子已结合，在子宫内膜着床后，因胚胎或胎儿生长障碍、娩出障碍或新生儿死亡而导致不能获得存活的婴儿。有时，不孕和不育是很难区分的，常被笼统地称为不孕症。习惯上，把女性病因引起的不孕称为女性不孕症，男性病因致配偶不孕者称为男性不育症。

不孕症的诊断年限

有关不孕症的诊断年限，国内外的妇产科专家尚未有统一意见。以往，国内外曾以 3 年为限，近年来，这个年限趋于缩短。受结婚及生育年龄的后延以及环境因素的影响，世界范围内的不孕人口都在增加。为了临床上早诊断、早治疗，世界卫生组织在 1995 年编写的《不孕夫妻标准检查与诊断手册》中规定，不孕症的诊断年限为 1 年。这一规定逐渐得到了妇产科学界的认同。所以，如果想要孩子而 1 年内还没有怀孕，就应该及时就诊。

> **马大夫好孕叮咛**
>
> **不要轻易给自己贴上不孕的标签**
>
> 不孕不育症的诊断有明确的规定：夫妻未采取避孕措施，规律地进行性生活，如果 1 年内未孕，才会诊断为不孕症。有的备孕夫妻尝试 3 个月未孕，就不淡定了，开始去医院看不孕专家。备孕的夫妇要保持平和的心态，放松心情，相信宝宝一定会来的。

激素紊乱会阻碍怀孕

性激素协同作用促成排卵

性激素对于想要宝宝的女性来说非常重要。正是激素有规律的变化和精确的配合,才促成每月一次的排卵,使怀孕成为可能。育龄女性每个月都会规律地来1次月经,这是子宫内膜因为受到卵巢激素的影响而发生周期性变化的结果。而卵巢功能受垂体控制,垂体的活动受下丘脑的调节,下丘脑又接受大脑皮层的支配。下丘脑－垂体－卵巢被合称为女性的性腺轴。稳定的性腺轴一旦建立起来,它所分泌的性激素会将女性的月经周期分为四个泾渭分明的区间:月经期、卵泡期、黄体前期、黄体后期。

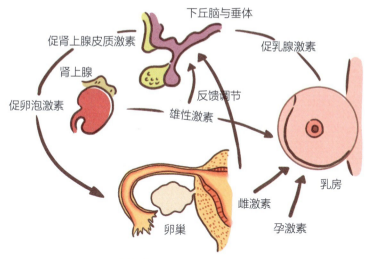

女性身体里的特殊调控系统

利用激素调理身体要顺势而为

在利用激素调理身体时一定要顺势而为:应该低的时候就让它低,应该高的时候让它高;该出现这种激素的时候要帮助它出现,不该出现的时候不要人为地去补充。千万不要反其道行之,乱用激素,破坏其正常的变化规律。把内分泌搞乱了,就不是促进生育,而是变成避孕了。

滴虫阴道炎也会引起不孕

滴虫阴道炎是由阴道毛滴虫引起的，是一种常见的性传播疾病。滴虫阴道炎可以吞噬精子，并阻碍乳酸生成，杀死阴道中的精子，所以说滴虫阴道炎可能导致不孕。

滴虫阴道炎症状

阴道毛滴虫的潜伏期为4~28天，一部分女性在感染初期并无症状，等时间一长，就会感到阴道分泌物增多、外阴瘙痒，并伴有灼热、疼痛、性交痛等症状。阴道的分泌物为稀薄脓性、黄绿色、有臭味。如果合并尿道感染，可伴有尿频、尿痛症状，甚至还会出现血尿。

> **备育男性这样做**
>
> **妻子得了滴虫阴道炎，丈夫也要治**
>
> 滴虫阴道炎主要由性行为传播，男性在感染滴虫后通常无症状，不易发觉，从而成为感染源。如果妻子得了滴虫阴道炎，丈夫也应同时进行治疗，并且在治愈前避免无保护同房。

治疗期间每次月经后复查

滴虫阴道炎经常会在月经后复发，因此每次月经结束后要复查阴道分泌物。经过3次检查，滴虫均为阴性，才能说是治愈。同时要注意外阴清洁，最好每天清洗外阴，同时勤换内裤。为避免重复感染，内裤及洗涤用毛巾要在沸水中浸泡5~10分钟，以消灭病原体。不要去公共场所洗澡、游泳；有外阴瘙痒症状时，可用中药外阴洗剂坐浴，不要抓挠，以免外阴皮肤黏膜破损，发生感染。

临床上常用甲硝唑来治疗

甲硝唑是临床上治疗滴虫阴道炎的常用药物，但是甲硝唑会透过胎盘到达胎儿体内，也会从乳汁中排出，孕20周前和哺乳期是禁用的，因此，备孕期一定要把这个病治好。

输卵管通了吗

女性不孕者中有 20%～30% 是由于输卵管因素所致。输卵管的器质性病变如炎症、粘连或肿瘤所致的输卵管狭窄、阻塞及输卵管痉挛等，常是引起不孕的重要原因。

> **导致输卵管不通的主要原因**
> · 输卵管闭塞、输卵管狭窄
> · 输卵管炎、输卵管水肿
> · 子宫内膜异位症、输卵管伞部拾卵障碍

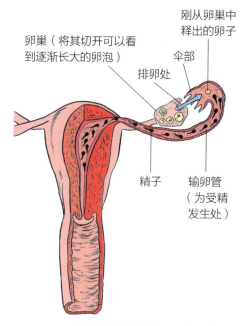

精卵相会的通道——输卵管

如何判断输卵管是否通畅

临床上经常通过输卵管试验了解输卵管是否通畅。

常见输卵管通畅试验

试验名称	具体方法及优点
子宫输卵管碘油造影	子宫输卵管碘油造影是通过子宫颈管向子宫腔内注入碘剂，在X射线摄片下与周围组织形成明显的对比，使宫腔和输卵管显影，从而了解子宫及输卵管腔道内的情况
超声下输卵管造影	有的女性对某些造影剂过敏，这些女性应该提前和医生说明，在医生指导下选择适合自己的、不伤害身体的造影剂。造影不但能够提示输卵管是否通畅，阻塞的部位，还可以观察子宫腔的形态
宫腹腔镜联合检查	这种检查可以迅速帮助患者找到不孕的原因，并查看输卵管间有无粘连的情况。术后联合输卵管通液术，还可以检查输卵管内部是否堵塞和粘连
输卵管镜检查	用输卵管镜为患者检查时，不仅无创伤，而且可以明确判断输卵管疾病出现的原因，从而对输卵管疾病进行治疗

输卵管不畅的治疗手段

治疗手段	治疗目的
通液（通水）	疏通管腔
中药和理疗	促进局部血运，解痉
腹腔镜手术	松解粘连，伞部造口，去除异位的子宫内膜等
输卵管镜插管	去除息肉和碎片，疏通管腔

上述手段中，通液、中药和理疗（微波、敷盐等）治疗简便，没有太多不良反应，一般的医院都能做；腹腔镜和输卵管镜插管则对设备和医生的经验有一定的要求，另外，术后一年再阻塞率为30%。

哪种治疗手段疗效好

究竟采用哪种治疗手段，要看每个人的具体情况。如果是近端不畅，经过通液或手术治疗，有效率约为50%；如果是远端不畅，根据文献资料统计，有效率约为25%，同时，异位妊娠率有5%；如果伞部黏膜形态差，则有效率更低些。

医生选择治疗手段的依据

医生在面对各种治疗选择时，也常有犹豫。一般来讲，影响医生决策的因素有：患者的具体情况、本医院实施各种技术手段的实力、医生自己的喜好以及患者的要求。医生如果觉得患者输卵管情况还好，年纪也轻，卵巢储备能力尚强，一般会建议先用各种手段治疗输卵管看看再说；如果觉得患者输卵管情况差，且对自己医院的试管婴儿技术水平有信心，那么就会建议患者做试管婴儿了。

需要警惕的女性不孕的 5 种症状

备孕女性要注意啦，很多疾病对女性的生育能力是有影响的，如果你有以下的一些症状，就要提高警惕了。

按压指甲过后几分钟仍然很白

所有人按压指甲后指甲都会变白，但如果持续几分钟都没有恢复，就有可能是贫血或缺铁。不少女性，尤其是月经期出血较多者都会贫血，严重的贫血者会出现性欲减退的情况，即使怀孕，也有可能影响胎儿发育。

缺铁性贫血的女性应多吃富含铁的食物，也可以在医生的指导下服用一些铁剂。

私密处毛发疯长

如果大腿内侧的毛发愈发浓密，并有向腹部转移的趋势，形状从三角形变为正方形，这有可能预示着患上了多囊卵巢综合征，也许是因体内激素水平失衡，雄性激素占了上风所致。

多囊卵巢综合征会刺激毛发生长、扰乱排卵，不少女性会因此而无法正常受孕。一般来说，可以通过服用降糖药物来平衡性激素，以重建排卵功能。

嘴唇容易干裂

嘴唇容易干裂是由于缺水或缺少维生素 A 导致的。缺乏维生素 A 容易导致不孕和胎儿出生缺陷。年轻女性每天至少要摄入 20000 国际单位的维生素 A。除了多吃动物肝脏、胡萝卜外，还可以咨询医生，找到最适合自己的营养补充剂。

手指莫名肿胀

手指无缘无故地肿胀，在排除高盐摄入、服用避孕药等原因后，就要考虑是不是甲状腺功能减退导致的。甲状腺功能减退会影响甲状腺激素水平，导致代谢紊乱，怀孕后会影响胎儿的大脑发育。因此，备孕女性如有此症状需要及时就医。

嘴角出现白色皮屑

真菌感染不仅仅发生在下体，也可能感染口腔，甚至可能从下向上蔓延。如发现嘴角长期有白色皮屑，就应该看皮肤科或全科医生，来明确病因。

备育男性也要积极配合哦

对于备育男性来说,无非关注两大项,精液是否正常、是否有性功能障碍。男性精液异常或弱精症,指的是男性精子数目少于1500万/毫升,向前移动的精子小于50%,正常精子形态小于15%。参考标准各大医院稍有差异。无精或死精症患者则无法用自己的精子生育。男性性功能障碍性不育包括心理性、血管性、内分泌及药物引起的阳痿、不射精等。

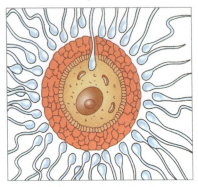

强壮的精子才能与卵子邂逅

导致男性不育的原因

生殖器官发育异常

阴茎先天性发育异常,包括先天性阴茎发育不全、隐匿阴茎、无阴茎、小阴茎、异位阴茎等,均因不能勃起而无精液射出,即使勃起,但因其过小而致使不能生育。

尿道的先天性异常,包括尿道上裂和尿道下裂、先天性尿道憩室和狭窄,都会使精子不能输入女性阴道而造成不育。

睾丸先天性异常,包括睾丸缺如、睾丸发育不全、隐睾、异位睾丸等,都因无精子或精子质量低下而导致不能生育。

输精管发育不全而形成的精道梗阻、精囊发育不全、缺如等附属性腺功能异常,也可导致不育。

生殖器的损伤和畸形也可造成不育。

生殖系统感染

男性生殖系统可发生急性和慢性感染。急性感染常见的有急性睾丸炎、附睾炎、精囊炎、尿道炎、前列腺炎等,均可因急性炎症的病理变化,使精子的质量与输送通道发生问题而影响生育。

慢性炎症可由急性炎症治疗不彻底而造成，多是因特异性感染所致，如由结核、淋病、梅毒、麻风所引起，因病程长，并多呈增殖样改变，因此易使精子的生成或输出发生障碍。

精索静脉曲张

精索静脉曲张在男性中并不少见，患者有腹部下坠感。此病会影响睾丸功能，与男性不育有着密切的关系。

内分泌紊乱

下丘脑、垂体、睾丸是调节男性性活动的主要内分泌腺，又被称为下丘脑－垂体－睾丸轴。这三个腺体的任何病变都可能影响男性的内分泌而导致功能紊乱。

慢性营养不良

精子的生成与蛋白质、维生素A、维生素D、维生素E及矿物质锌、锰、钙、磷的质与量有密切关系。其中，锌元素与精子的生长关系最为密切，一次房事活动会消耗600～1000微克的锌。

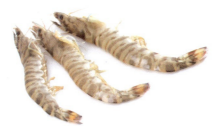

虾含有丰富的优质蛋白质，备育男性适量多吃可促进精子的生成。

> **马大夫好孕叮咛**
>
> **男性肥胖会影响生育能力**
>
> 男性肥胖会影响生育能力。因为脂肪增多会使健康的精子数量减少，即便怀孕了，流产的可能性也比正常情况要高。精子是在低于体温0.5～1℃的环境下生成的。肥胖的人体温较高，从而影响精子生成的环境。另外，肥胖影响身体的激素分泌，进而影响精子的数量和质量，使生育能力降低。如果夫妻两人都肥胖，那么自然怀孕会变得更难。因此，如果想自然怀孕，夫妻双方都应该注意自己的体重。

所以，要多吃瘦肉、鱼、虾、牛奶以及动物肝、肾等食物，来补充营养成分。

生活因素

1. 长期手淫。过频的手淫容易导致精子数量和精液总量减少，从而造成不育。

2. 其他生活因素。此外，阴囊温度过高、裤子太紧、房事过频、情绪心理因素、久骑摩托车、自行车等均可导致男性不育。

其他原因

染色体异常、环境中的有害因素、药物、酒精等都可能影响精子数量和性功能，从而造成不育。

如何检查出男性不育的原因

男性不育的原因很复杂，影响生育的环节比较多，所以，检查起来也比较困难，需要抓住重点，顺藤摸瓜，以达到事半功倍的效果。

常规检查

检查项目	检查内容
精液检查	通过镜检，检查精液颜色、精液黏稠度、精液量、精液透明度、精液液化情况、精子活动率、精子活动力、精子数、精子形态等
B超检查	通过阴囊B超检查是否患有精索静脉曲张、附睾炎、附睾结核、睾丸鞘膜积液等；通过B超做腹腔检查，以发现有无腹腔内睾丸、慢性前列腺炎等
验血查激素	通过验血，测定性激素、进行各种激发试验等，以便检查是否有生殖内分泌功能障碍
基因检查	检查染色体及基因是否异常等

辅助检查，进一步确诊

检查项目	检查内容
询问病史	是否有长时间发热、腮腺炎、睾丸炎、精索静脉曲张、睾丸外伤、隐睾、睾丸鞘膜积液等可能影响生育的疾病；同房时有无不射精及同房频率如何等
全身外观检查	查看体态和外形，看有无女性化表现、向心性肥胖、腹部紫纹、多毛症等皮质醇增多症表现
生殖器检查	查看是否有阴茎发育不良、阴茎异位、小阴茎、包茎、尿道狭窄、尿道上下裂等
睾丸检查	检查睾丸大小、弹性、硬度等。正常睾丸的体积为15~26立方毫米，如小于11立方毫米，则表示睾丸功能不良
附睾检查	附睾紧贴在睾丸的后外侧，质软、表面光滑、边界清楚。如果附睾肿大、压痛或表面有结节，则多为炎症或结核所致；如果附睾体积小，则发育不良

什么情况下可以选择人工受孕

当你已经为自然怀孕做了最大努力却仍不能怀孕的时候,可以考虑寻求人工受孕。如果你已经试图自然怀孕超过 1 年,应该向医生咨询一下,让医生安排做一定的检查,然后根据检查结果和你的意愿来考虑人工受孕的可能。

你需要为辅助治疗做哪些准备

如果你需要进行辅助治疗,就要做好时间、身体及心理上的准备工作。夫妻二人要沟通好,一起参与;确保你的工作与任何检查、治疗不冲突,避免因忙乱而弄得自己压力很大;饮食要健康,使你的身体更强壮;每周至少进行 3 次 30 分钟快走,有助于血液循环;保持良好的情绪,做好充分的心理准备。

这些问题需要提前向医生咨询

★ 为什么向我推荐这种特殊的治疗方式?
★ 有其他可以选择的治疗方式吗?如果有,为什么别的治疗方式不适合我呢?
★ 我需要吃什么药?这些药的不良反应是什么?
★ 可以预算一下我需要多少花销吗?
★ 随后的检查和治疗中还会有更多的花费吗?
★ 我需要做哪些检查?
★ 什么时候开始治疗?
★ 你们将提供什么样的帮助或建议?
★ 如果这项治疗没有作用,我还有别的选择吗?

正确认识促排卵

什么样的人适合诱导排卵

年龄在 35 岁以下、已经被诊断为因激素不平衡而导致月经不规律的女性，进行诱导排卵是最容易成功的。诱导排卵可以帮助患有多囊卵巢综合征的女性、不能正常产生黄体生成素（LH）从而妨碍卵泡排出的女性，或者是在排卵后的黄体阶段不能产生足够的黄体酮从而无法保证受精卵在宫内顺利着床的女性。

对促排卵药的认识误区

对促排卵药物的使用有两个误区：一种是太轻率，随便使用；另一种是过于慎重，虽然有需要，但是迟迟下不了决心去使用。有些女性为了追求双胞胎，即使自身的排卵功能良好，也要使用促排卵药物，祈求多胞胎的奇迹。相反，有些女性自身存在排卵障碍，本应听从医生的建议，适时地使用促排卵药物，却由于存在过多疑虑，而延误了最佳怀孕时间。

各种促排卵药的作用

药名	具体作用
氯米芬	氯米芬是最常用、最具代表性的诱发排卵的药物，它适用于无排卵，但是体内有一定雌激素水平的女性
HCG（人绒毛膜促性腺激素）	具有促黄体激素的作用，在卵泡发育接近成熟时用药可以促进排卵。注射 HCG 后，第 2 天就会排卵
口服促排卵药物来曲唑	来曲唑属于芳香化酶抑制剂，月经第 3 天或者第 5 天开始服用，每天 1 片到 2 片，一共用 5 天
打促排卵针果纳芬	注射果纳芬是为了在卵巢内"募集"更多卵泡，一般注射 10 天左右，这段时间多个卵泡会同时发育，观察卵泡的生长情况，增大到一定程度准备取卵
溴隐亭	适合无排卵伴有高泌乳素血症者

促排卵药的选择因人而异

氯米芬比较常用，它作用于下丘脑，下丘脑是整个系统的司令部。司令部在氯米芬的影响下，发出一个命令给下级机关——垂体，于是垂体释放出促卵泡激素（FSH）和黄体生成素（LH）给基层单位——卵巢，促使卵巢中的卵泡发育。

但是有些人并不适合用氯米芬。比如卵巢功能低下者，即没有下丘脑-垂体-卵巢轴（HPO轴）或者HPO轴的功能性不好，这类人群最好用人绝经期促性腺激素（HMG）。HMG并不作用于下丘脑，而是直接作用于卵巢。

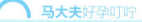

马大夫好孕叮咛

促排卵要听医生的——让宝贝自然来

私自服用促排卵药会带来妇科疾病，甚至可能会诱发卵巢早衰。因为服用促排卵药物的女性往往自己的雌激素不足、子宫内膜较薄、黄体不足，这些可能导致受精卵着床困难，流产概率增大。因此建议女性最好避免人为促排卵，调整好内分泌系统，让卵泡自然发育、自然排卵，才是最理想的境界。即使自己需要用排卵药，也最好在医生的指导下服药。

雌激素与氯米芬双管齐下效果更佳

几乎所有的妇产科医生在诱发女性排卵时都会使用氯米芬，然而研究一下医生们开出的处方就会发现，即使同样使用氯米芬，也会有所不同。

资深专家建议

如果氯米芬用量达到100毫克以上可加用雌激素，因为氯米芬有少量抗雌激素作用，宫颈分泌物可能比较黏稠，精子不易进去，一般来说，医生会在月经第8天开始加一片补佳乐（一种雌激素）。

最简单的处方

服用5天量的氯米芬，而没有其他辅助措施。

完善一点的处方

氯米芬+补佳乐，医生知道氯米芬有抗雌激素作用，因此服用氯米芬后，马上提高雌激素，帮助卵泡发育。

试管婴儿技术等同于体外受精

哪些人适合做试管婴儿

1. 输卵管不通的女性。
2. 激素分泌不平衡，而且已经尝试过其他治疗都没有怀孕的女性。
3. 有无法解释的不孕。
4. 男方精子数量少或精子质量差。
5. 夫妻双方携带特殊的遗传疾病基因。

 马大夫好孕叮咛

做试管婴儿必须经过审核批准

试管婴儿技术并不是任何人都可以做，而且也不是所有医院都可以开展的。对于开展试管婴儿技术的医院也同样有法律的要求，而且要开展此项技术，必须要经过国家卫计委的审核批准才可以，所以有资质的医院都是经过认可的，医疗质量也是过关的。

体外受精的优缺点

优点	缺点
1. 体外受精的成功率正逐渐升高。 2. 是辅助受孕方式中最切实有效的一种。 3. 对一些夫妻来说是怀孕的唯一机会。	1. 费用昂贵。 2. 非常耗费时间。 3. 需要感情和身体的支持。 4. 有怀多胎的危险性。

25~35 岁女性"试管婴儿"成功率高

试管婴儿技术治疗成功率一般是由临床妊娠率来判定的，即临床妊娠周期占胚胎移植周期的比例，而临床妊娠指胚胎移植后 28～30 天阴道超声观察到宫腔内妊娠囊。

受患者的选择、临床治疗方法、实验室技术等因素影响，不同的试管婴儿中心成功率有所差异，一般试管中心移植周期的成功率是 30%～50%，部分试管中心移植周期的成功率为 60%～70%。

25～35 岁的女性"试管婴儿"的成功率要高于国际平均水平（30%～40%），有的能达到 50% 以上。

35 岁以后，成功率会逐渐下降，40 岁时只能达到 20% 左右。

显微受精

到目前为止,体外受精被认为是治疗女性不孕的最有效方法。但如果是男性原因引起的不育,如精子数量少、形态不佳、活跃性低等问题,这时普通的辅助生育技术效果不明显,而显微受精技术就能很好地解决这一问题。

在显微镜下,用极细的针管通过卵膜将一个精子注入卵细胞的细胞质中,这就是显微受精技术。除了这一步,其他环节都跟试管婴儿技术相同。

实施显微受精技术的对象

1. 对于重症不育男性患者,显微受精技术可使妻子成功受孕。但并不是只要注入精子,卵子就能受精,只有精子携带的遗传物质是正常的才行。

2. 如果男性患有输精管堵塞性无精子,可在睾丸或附睾取精子,进行显微受精。

3. 如果男性患有与睾丸相关的疾病,在睾丸处的精子没有完全成熟,可通过显微手术提取精子,再进行体外显微受精。

4. 精子稀少、活跃度低、畸形等患者,普通体外受精失败的患者,高浓度精子抗体患者,在接受化疗和抗癌治疗前低温保存精子的癌症患者,脊柱受伤患者及其他射精障碍患者、逆行射精患者等都可尝试显微受精。

实施显微受精技术的成功率

利用显微技术得到的精子受精成功率可达 66.67% 以上,通过其他方式得到精子的成功率为 50%。受精后有 80% 的胚胎可正常发育,这些正常胚胎中有 60%~65% 可用于移植或低温保存。

实施显微受精技术的危险性

有学者跟踪研究显微注射技术的危险性,在对 1584 名利用该技术妊娠的胎儿进行绒毛膜检查后发现,该人群的畸形发病率和普通情况一样,都为 3%~4%,但是染色体异常的案例中约有 2/3 是父亲引起的。所以即使采用了显微受精技术,在产前检查时也可以检查出染色体异常。

专题 马大夫问诊室

备孕女性问：试管婴儿的费用如何？

马大夫答：每做一次新鲜周期的取卵移植，目前的费用是人民币3万~4万元。不同的排卵药、不同的受精方式等都会造成费用方面的差异。

备孕女性问：做试管婴儿之前，我们需要注意什么？

马大夫答：做试管婴儿需要注意以下几点：

1. 停止抽烟，避免喝酒。抽烟可能会降低妊娠率。酒精可能在治疗过程中影响疗效。

2. 慎重服药。一些药物可以干扰药效、排卵和胚胎的种植。如果你要服药，请咨询你的医生。

3. 每日服400毫克叶酸，有助于预防胎儿畸形等。

4. 有无任何身体不适。就算小的感冒都要告诉医生。

5. 合理饮食、适当运动、睡眠充足。

备孕女性问：试管婴儿有没有什么副作用？

马大夫答：以目前的技术，除了极少部分人可能在胚胎植入后会出现卵巢过度刺激症候群（暂时性的腹胀、少尿、口渴、腹水等症状）外，几乎无任何副作用。不舒服的症状2~4周就会消失，不必太担心。做试管婴儿不需住院，胚胎植入后只要在医院平躺0.5~1小时即可。

备孕女性问：正在接受不孕不育症治疗，促排卵药物对人体有害吗？

马大夫答：促排卵药是治疗不孕不育症的常用药物，无排卵患者和黄体功能不足的患者都能用得到。一般卵巢在一次月经周期中只排出一枚卵子，但是在使用了促排卵药物后，卵巢会在激素的诱导作用下排出多枚卵子，以此来增加妊娠的发生率。现在市面上已经出现了较为温和的促排卵药，只要按照医生的嘱咐使用，就不会过分干扰正常的生理过程。并且，通过促排卵药获得大量卵子后，对卵子进行冷冻保存处理，此后还可以用于多次体外受精的治疗。